よくわかる
周手術期看護

編著 **石塚睦子**
了德寺大学健康科学部看護学科　准教授

Gakken

発刊に寄せて

　現大学で勤務する以前，私は東京医科大学看護専門学校（2016年3月31日閉校）で看護教員として32年間勤務してきました．その多くは，成人看護学の手術前・中・後の看護（最近は，周手術期の看護と言われるようになりました）の講義と実習指導の担当でした．今思えば，学内授業と関連する臨地実習を長年関連付けて担当できたことは幸せだったと思います．長い間の経験の中で，臨床現場の状況を取り入れて，実践例を挙げながら学生に語ることができたからです．そして，長年の教師生活で，看護学，医学が発展し，患者さんに役立てられている様子を身近に感じて働き続けられたことも嬉しいことでした．

　振り返ってみれば，私が教員になった当時は，全身麻酔を受ける患者さんは，どの人も病棟で早朝に浣腸が行われ（今は必要な患者さんだけ行われます），胃管が挿入されていました（今は手術部で麻酔がかかってから挿入します）．患者さんの迎え入れは，患者さんの誤認防止を防ぐために，麻酔科医と看護師以外に術者も含めて立ち会うようになりました．そして，看護師も術者も麻酔科医も同様に，患者さんに安心感を与えるように心のこもった挨拶や説明をすることが求められる時代になっています．麻酔薬も，導入・覚醒の早い薬剤が開発され，術中の患者さんの麻酔深度は，額にセンサーを貼って数値で判断されます．術中使用される器具も患者さんに応じて個別に滅菌準備され，患者さんが横たわる手術台は，最初から保温されています．無菌的環境整備やガウンテクニック，手洗い方法なども変わりました．手術終了時には，消毒液のついた創部周辺を看護師が温めたハイポアルコールガーゼで拭き取ります．患者さんは覚えていない可能性が高くても，スタッフのそのような温かい行為は見ている者を感動させ，実施している本人はやりがいを感じると思います．術後は疼痛コントロール法の発達やバッテリー駆動の低圧持続吸引器などの医療機器の開発・進歩に基づき，患者さんの早期離床が可能となり，深部静脈血栓塞栓症の予防なども一般的になりました．そのような患者さんをとりまく環境とケアの充実が術後合併症予防につながっていると考えます．

　患者さんに対するさまざまなよりよい変化は，周手術期にかかわるスタッフに，これでいいのか，こうしたほうがもっと患者さんは楽で

はないか，という人としての温かい思いや眼差しがあったから起きた変化ととらえています．変化の例を挙げればきりがありませんが，時代は変わっても，手術が身体の健康な部分にまで侵襲を与える治療であることは変わりがなく，看護師が医療チームの一員として，患者さんの危険性を予測し，苦痛を緩和しつつ，命と生活の質を守るという看護の根本的なところは変わりありません．

　この本は，私がこれまで看護学生のために準備した「手術を受ける患者さんの看護」の授業資料を最新の周手術期の現場に照らして手直ししたものです．わかりやすく読んでいただくために写真やイラストを多く含めました．本書の構成は，大きくは「Part1 基本的な周手術期看護」と「Part2 術式別・周手術期看護」に分かれています．Part1は，「術前の看護」「術中の看護」「術後の看護」からなっています．Part2は，代表的な開胸術として「肺切除術」，開腹術として「胃切除術」，近年の手術として「腹腔鏡下胆嚢摘出術」を取り上げ，「甲状腺切除術」についても掲載しました．

　本書の読者としては，周手術期看護を勉強する看護学生や教える先生方，実際の周手術期看護に関わる新卒看護師や復帰する看護師，指導係の皆様に役立つのではと思っています．

　最後になりましたが，このたび執筆の機会を与えてくださいました学研メディカル秀潤社の増田和也様，編集にご尽力いただいた高橋茉利江様，手術部での撮影にご協力いただいた東京医科大学病院院長土田明彦先生と中央手術部師長星野恵様並びにスタッフの皆様，さまざまな物品の掲載にご協力いただいた各企業の皆様，了徳寺大学の先生方と学生の皆様に心から感謝申し上げます．

2017年2月吉日

了徳寺大学 健康科学部 看護学科
石塚 睦子

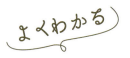

よくわかる 周手術期看護

Part 1 基本的な周手術期看護

① 術前の看護 ……… 7

術前の情報収集と分析 ……… 8

全身麻酔で手術を受ける患者への
術前オリエンテーション ……… 16

術前オリエンテーションと
援助に関する基礎知識 ……… 29

手術前日から術当日に
看護師が行うこと ……… 47

術後の部屋に準備するもの ……… 60

② 術中の看護 ……… 75

全身麻酔下手術で生じる問題と
対処方法 ……… 76

患者入室前の手術室内の準備 ……… 78

手術部での患者受け入れ ……… 89

全身麻酔で手術を受ける患者に
行われること ……… 91

手術部の構造と設備 ……… 115

手術部に入る人の清潔 ……… 124

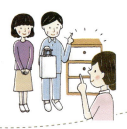
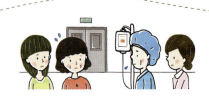
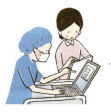

❸ 術後の看護 135

手術部から帰室直後の
観察・処置 136

全身麻酔での手術後1週間の
主な問題と看護 148

術後呼吸器合併症予防の看護 151

Part 2 術式別・周手術期看護

❶ 肺切除術 157

❷ 胃切除術 183

❸ 腹腔鏡下胆嚢摘出術 195

❹ 甲状腺切除術 203

索引 214

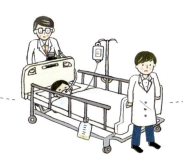
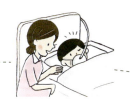
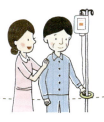

編集担当：高橋茉利江，増田和也
表紙・本文デザイン：Vincent
DTP：センターメディア，児島明美，寺内由紀
イラスト：寺井さおり，渡辺富一郎，小池まいこ，日本グラフィックス，青木隆
撮影協力：了德寺大学，東京医科大学病院

Part 1 基本的な周手術期看護

① 術前の看護

> **術前の看護目標**　心身ともに最良の状態で手術に臨むことができる．

　手術では，劇薬・毒薬の麻酔薬・筋弛緩薬が用いられ，患部だけでなく，体の正常な部分にまで侵襲が及びます．患者さんは，手術がうまくいって回復することを期待しているとともに，創部の出血や疼痛は大丈夫か，社会復帰はちゃんとできるか，予後は…，命は…など，さまざまな気持ちで心が揺れていることが予想されます．

　看護師は，患者さんの心配事や疑問の言葉に耳を傾け，あるいはそのような訴えが聞かれなくても，表情や態度，状況などから，患者さんの気持ちを察し，そばに寄り添うことが大切です．

　医師が術前の診断，手術方針について検討・決定したことをふまえて，看護師は，患者さんの術前の情報を分析し，術中・術後の患者さんの状態を予測して，術前の看護を実施していきます．

　近年の動向として在院日数が短縮化し，術前の看護の大部分が外来で行われるようになりました．入院してすぐ手術，という患者さんが多くみられます．考え方によっては，手術日ギリギリまで慣れ親しんだ自宅ですごせるわけですが，手術直前になって慣れない病院に入院し，よく眠れないまま手術当日を迎える患者さんもいます．外来通院中の術前看護は，これまで以上に短い期間で，いかに有効に行うかが求められています．

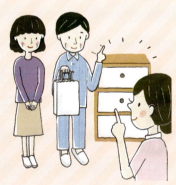

術前の情報収集と分析

手術を受ける患者さんは，体のどこかに健康問題を抱えているため，データを収集すると基準値からの逸脱がみられる場合があります．

そのようなときには，逸脱した値が麻酔や手術中・手術後にどのような影響を与えるのか，予測できる問題は何かを考えておくことが大切です．

表1に，一般的にどの手術においても情報収集しておきたい"項目"と"基準値"，"アセスメント"について整理しました．各項目ごとに解説していきます．

表1 術前の情報収集とアセスメントの一覧表

No.	区分	情報収集項目		基準値（正常値）	アセスメント ※多少個人差がある
1	意識・感覚	意識障害（麻酔からの覚醒状態など），感覚障害（聴覚，平衡感覚，視覚，味覚，嗅覚など）			
2	呼吸	呼吸機能	%肺活量（%VC）	80〜120%	80%未満→呼吸器合併症のおそれ
			一秒率（$FEV_{1.0}$%）	80%以上	70%未満→呼吸器合併症のおそれ
		呼吸数		14〜20回/分	
		喫煙	ブリンクマン指数＝1日の喫煙本数×喫煙年数	400未満	400以上は肺がんなどの危険性が高い
		喘息の既往　ほか			術前2週間以内の喘息発作は要注意
3	循環	平常血圧（BP）		130/85mmHg未満	140/90mmHg以上は高血圧症（HT），180/100mmHg以上は術中血圧変動のおそれ
		心筋梗塞（MI）の既往			3〜6か月以内の心筋梗塞は再発作のおそれ
		脈拍（P）		60〜80回/分，規則的	60回/分未満は徐脈，100回/分以上は頻脈
		心電図（ECG）			
4	体液・内分泌	貧血の有無	ヘモグロビン（Hb）	12〜16g/dL	10g/dL未満の貧血は要注意
			赤血球（RBC）	370万〜540万/μL	
		止血機能	血小板（PLT）	20万/μL前後	10万/μL未満は出血傾向に要注意
		糖尿病の既往	血糖値（BS，GLU）	空腹時血糖65〜100mg/dL	空腹時血糖140mg/dL以上は創治癒遅延のおそれ
			HbA1c値	4.6〜6.2%	6.5%以上は創治癒遅延のおそれ
			グリコアルブミン（GA）	11.8〜16.3%	
		肝機能	AST（GOT）	5〜35 IU/L	100IU/L以上の肝機能障害は要治療・安静
			ALT（GPT）	5〜30 IU/L	
		水分出納バランス			
5	体温	平常体温（T）		腋窩温36〜37℃未満	37℃以上，日差1℃以上は好ましくない
6	食事	食事内容，摂取量，摂取方法			
		栄養状態	血清総タンパク（TP）	6.2〜8.2g/dL	6g/dL未満の低栄養は創治癒遅延のおそれ
			血清アルブミン（Alb）	4.0〜5.3g/dL	3.5g/dL未満の低栄養は創治癒遅延のおそれ
			肥満判定：体格指数（BMI）	18.5〜25未満	18.5未満の痩せ，25以上の肥満は注意
		嗜好品：飲酒量			

HT：hypertension，高血圧　　MI：myocardial Infarction，心筋梗塞　　BMI：body mass index，体格指数

No.	区分	情報収集項目		基準値(正常値)	アセスメント　※多少個人差がある
7	排泄	尿	回数	4～6回/日	
			色	淡黄色透明	
			尿比重	1.015～1.025	
			1日量	1,000～2,000mL/日	排尿0.5～1.0mL/時間/体重kg以下はショックのめやす
			1回量	150～200mL/回	
		腎機能	血清尿素窒素(BUN)	7～18mg/dL	30mg/dL以上の腎機能低下は好ましくない
			血清クレアチニン(Cr)	0.5～1.2mg/dL	1.5mg/dL以上の腎機能低下は好ましくない
		便	回数	1日に1回	
			色形	茶色の有形軟便	
8	睡眠・休息	睡眠時間			
		熟睡感			
9	活動・運動	日常生活動作の自立状況			
		患部の運動制限			
10	清潔	清潔日，方法，レベル　ほか			
11	性	手術に伴う性機能障害の有無　ほか			
		手術日に月経日があたらないか			
12	疼痛	患部，術創部痛			
		手術部位以外の痛み　ほか			
13	適応・ストレス	入院，検査，治療(手術，薬物，放射線治療など)に対する訴え・行動			
14	生活環境の安全・感染	細菌感染症の有無	白血球(WBC)	2,700～8,800/μL	1,000/μL以下は感染への抵抗力の減弱化　10,000/μL以上は体のどこかに炎症・感染あり
			C反応性タンパク(CRP)	0.6mg/dL以下	高いと体のどこかに炎症・感染あり
			メチシリン耐性黄色ブドウ球菌(MRSA)		感染すると抗菌薬が効きにくい
			梅毒トレポネーマ感作赤血球凝集試験(TPHA)		院内感染に注意
			結核菌(TB)		
		ウイルス感染症の有無	B型肝炎ウイルス(HBV)		
			C型肝炎ウイルス(HCV)		
			ヒト免疫不全ウイルス(HIV)		
		生活環境			
15	経済	収入と医療費などの支出バランス			
		保険加入・種類			
		社会資源(高額療養費制度，患者会など)の活用			
16	人間関係	家族・重要他者との人間関係			
		家族の中での立場			
		同室者・同病者との関係			
		入院中に面倒をみてくれる中心人物			
17	社会的役割・宗教	仕事などの社会的役割中断に対する考え・調整状況			
18	認識・理解	検査，診断，治療に関する患者・家族の理解状況			
		ボディイメージの変化に対する認識			
19	自己実現	自己の価値，能力，可能性の発揮状況			

1 意識・感覚

術前の患者さんの意識の清明度，感覚器官の状態について把握しておきます．意識・感覚について問題があれば，生活への影響の程度について把握し，必要時は手術部に申し送りをします．

以前，難聴の患者さんが，手術部の入口で自分と違う名前をよばれたのに「はい」と返事をし，さらに医療者による患者確認ミスがかさなって，予定とは違う手術が行われたという医療事故が起きたことがあります．

麻酔薬と筋弛緩薬

全身麻酔では，患者さんが痛みやストレスを感じることがないように麻酔薬で深く眠らせます．麻酔薬には，静脈投与するものと，吸入するものとがあります．また，ふだん私たちが眠っているときは寝返りをうちますが，手術中に寝返りをうたれては大変なため，筋弛緩薬で体の動きも止めてしまいます．すると，呼吸も止まってしまいますので，気管にチューブを入れ（気管挿管），麻酔器で人工的に呼吸を管理します．

なお，全身麻酔薬は「劇薬」，筋弛緩薬は「毒薬」です．

劇 全身麻酔薬→劇薬　　毒 筋弛緩薬→毒薬

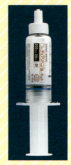 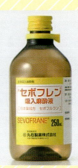 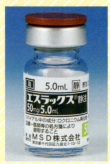

プロポフォール（ディプリバン®）　セボフルラン（セボフレン®）　ロクロニウム臭化物（エスラックス®）

2 呼吸

〈呼吸機能〉

気管挿管による気道の損傷や麻酔ガスによる気道粘膜への刺激によって，術後は痰が増える傾向にあります．そして，増加した痰が創痛や体動困難で喀出できずにいると，無気肺などの呼吸器合併症を起こす危険性が出てきます．呼吸器合併症を防ぐためには，術前の呼吸機能検査である「％肺活量（％VC）」と「一秒率（$FEV_{1.0}$％）」ができるだけ正常範囲であることが大切です．

〈喫煙〉

喫煙は，気道・肺の汚染・損傷，咳・痰の増加をまねき，術後呼吸器合併症を引き起こすおそれがあります．また，喫煙は，呼吸器系以外に心血管系，消化器系へも悪影響を及ぼします．したがって，術前はできるだけ早い時期から禁煙とします．

ブリンクマン指数（Brinkman index：1日の喫煙本数×喫煙年数）が400以上の場合は，さらに肺がんなどのリスクが高まるとされています．喫煙の害はp.38図10で確認してください．

〈喘息の既往〉

喘息の既往があれば，必ず主治医や麻酔科医に報告します．術前2週間以内に喘息発作が頻発している場合は危険です．前投薬や麻酔薬などが術中・術後に喘息発作を誘発することがあるからです．

その場合，主治医は術前の喘息のコントロールを強化し，麻酔科医は，気管支痙攣などを起こしにくい麻酔薬を選択し，気管挿管は麻酔深度が十分深いことを確認して行うなど発作防止に留意した麻酔管理に努めます．麻酔中～抜管時，術後にかけての発作にも留意し，観察を続けます．

喘息の既往がある場合は，術後呼吸器合併症の発生率も高い傾向にあります．

％肺活量と一秒率

大きく息を吸い込んだあと，肺からふぅーっと最大限吐き出した空気量のことを肺活量（VC）といいます．その正常平均値は，成人男子3,000〜4,000cm^3，成人女子2,500〜3,500cm^{3}です．

％肺活量とは，予測される肺活量に比べて，実際その患者さんは何％の肺活量があるかということです．一秒率（FEV$_{1.0}$％）とは，肺活量の何％を最初の1秒間で吐き出せるかの割合です．

手術を受ける患者さんであれば，％肺活量は80％以上，一秒率は70％以上あることが望ましいです．この値にどんな意味があるかといえば，私たちは痰を吐き出したいときに，思いっきり息を吸ったあとの呼出力を使って吐き出しますね．つまり，肺活量や1秒間で吐き出せる息の量が多ければ多いほど，痰を出す力があるということなのです．したがって，「％肺活量」と「一秒率」が低ければ，痰を出す呼出力が弱いために，術後に無気肺などの呼吸器合併症を起こしやすいということになります．

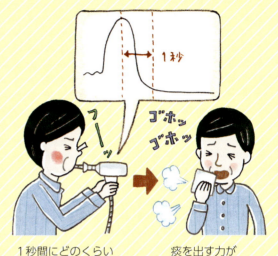

1秒間にどのくらい吐き出せるか　　痰を出す力がどのくらいあるか

3 循環

〈血圧〉

一般的に高血圧症の既往がある患者さんは，術中の血圧変動が激しいことがありますので，注意が必要です．術前血圧180/100mmHg以上の高血圧は危険です．降圧薬を服用している場合，高血圧の経過を把握し，術当日も服用するか否かについて医師に確認しておきます．

〈心筋梗塞の既往〉

心筋梗塞の発作を3〜6か月以内に起こしている場合，再発作の危険性があるため医師に報告します．

> 術前に患者さんの治療薬に関して医師の指示を確認しておくことは重要です．内服治療中の場合，術当日で禁飲食指示の際も，薬の種類や患者さんの状況によっては，少ない水で服用するように医師から指示が出ることがあります．
> 一方，抗凝固薬の場合は，手術の程度によって術前数日前から中止の指示が出ることがあります．

VC：vital capacity，肺活量

4 体液・内分泌

〈貧血の有無〉

がんなどで貧血があると、手術での出血により貧血がさらに悪化するおそれがあります。そのためヘモグロビン（Hb、血色素）は10g/dL以上であることが望まれます。

〈止血機能〉

血小板は、血管損傷時に集合して損傷部位をふさぎ（血小板凝集反応）、止血作用を発揮しますので、問題なく手術を受けるためには少なくとも10万/μL以上あることが必要です。それ以下の場合、とくに5万/μL未満の場合は、術中に血小板輸血をする可能性がでてきます。出血量の増大、止血困難のおそれがあるからです。

〈糖尿病の既往〉

手術を受ける患者さんの年代は、圧倒的に成人から高齢者が多くを占めています。そのため、糖尿病などの生活習慣病にかかわるデータを術前から把握しておきます。高齢者の場合には、術前には問題がなくても、術後になって血糖値が上がるなど問題が顕在化することがありますので、注意が必要です。

> 糖尿病の既往があると、術中・術後に血糖値が変動しやすく、動脈硬化や血管壁の脆弱化、細菌・ウイルスなどへの抵抗力の低下などにより創治癒遅延のおそれがあります。
> 血糖値のコントロールは大切です。

〈肝機能〉

麻酔や手術侵襲、輸血の使用などにより肝機能が低下することがあります。そのため、術前のAST（GOT）やALT（GPT）に問題がないか把握しておきます。100IU/L（国際単位毎リットル）以上であれば、手術をすることでリスクが生じます。なぜなら、劇薬の全身麻酔薬や毒薬の筋弛緩薬など術中に使わざるを得ない薬剤を分解し、体に悪影響をもたらさないように無毒化してくれるのは肝臓だからです。肝臓は人間の体の中で大変重要な働きをしている化学工場です。

また、術後に食事ができないときは、貯蔵していた糖、タンパク質、脂肪をエネルギーに変えて、体に供給します。

このような驚異の働きをする肝機能が低下すると、術後の回復過程が妨げられます。肝機能が低下すると、非特異的な症状として、倦怠感や食欲不振などがみられます。そのような場合は、肝機能改善薬での治療や食後の安静により、肝庇護（肝臓を保護し守ること）を行い、肝機能の回復をはかります。

5 体温

全身麻酔や手術は、侵襲のある治療法なので、できるだけ全身状態が良好な時期に行うべきです。微熱以上の発熱が継続している場合や、当日に発熱した場合は、手術が中止になる可能性があります。

> 麻酔や手術侵襲により、基礎代謝が下がり、さらに出血に伴って循環血液量も減少するため、術中の体温は低下しがちです。

悪性高熱症

まれに麻酔薬や筋弛緩薬によって悪性高熱症が発生することがあります。体温が制御できなくなる悪性高熱症は、ダントロレンナトリウム水和物（ダントリウム®）という特効薬の投与がなければ致死率の高い"遺伝的病態"です。患者さんの親族や家族に悪性高熱症の既往者がいないか術前に確認し、事前に麻酔科医に伝えておくことが大切です。

6 食事

私たちの体はタンパク質でできているため，術前から低栄養状態の場合，術創部の生着が遅れる原因となります．過度な肥満も同様です．血清総タンパク（TP）や血清アルブミン（Alb）の量，BMIから栄養状態を判断しておきます．

> 手術を受けることになりストレスで食欲不振になっていないか，これまでの食生活・嗜好品は健康上問題がなかったかなども確認しておきます．
> 日ごろかなりの大酒飲みの患者さんは，アルコールを分解する酵素が増加しており，肝臓の解毒処理機能が活発化しています．そのために麻酔薬の分解が速く，麻酔が効きにくいことがあります．

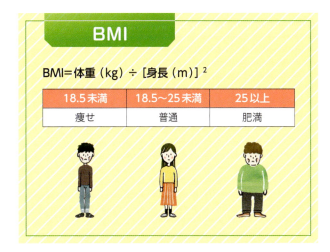

BMI

BMI＝体重（kg）÷［身長（m）］²

18.5未満	18.5〜25未満	25以上
痩せ	普通	肥満

7 排泄

〈腎機能〉

麻酔や手術侵襲により腎機能が低下することがあります（図1）ので，術前に尿素窒素（BUN）やクレアチニン（Cr）などのデータが基準範囲内か確認しておきます．高齢，高血圧症，糖尿病，術前からの腎機能が不良な患者さんには注意します．術前の腎機能が不良な患者さんに対しては，医師が術中使う薬剤を腎毒性の少ないものにしたり，適正な補液管理を行うなど対処します．

図1 手術における腎機能低下の原因と影響

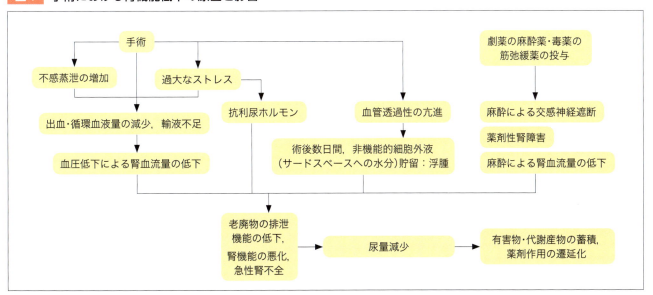

〈便〉

　日ごろから便秘ぎみの患者さんは，術後の腸蠕動の回復が遅れるおそれがあります．術後まもない時期の排便の怒責や下痢は，術創部の安静を妨げ苦痛をまねくので，必要時，術前に整腸剤・下剤・浣腸などで排便コントロールをはかります．

　肝臓などの侵襲の大きな手術を控えているとき，腸管内のアンモニアやエンドトキシンなどの産生・吸収を阻止するために，ラクツロースや消化管で吸収されない抗菌薬の服用指示が医師から出されることがあります．そのときは，軟便や下痢がみられますが，それは腸内細菌を減らすための想定内の症状ということになります．

8　睡眠・休息

　疾患と予後，社会復帰，手術・麻酔に対する不安が睡眠に影響していないか把握します．術後は麻酔や手術侵襲で，患者さんは体力を消耗します．また，多忙な仕事に追われて手術直前で入院する患者さんもいます．疲労が蓄積していないか，術前から睡眠・休息がとれているか確認しておきます．

9　活動・運動

　患部の形態・機能や日常生活行動の自立状況についてアセスメントします．

10　清潔

　術後はしばらく入浴などができないため，術前に入浴，洗髪をし，口・爪・耳・鼻を清潔にしてもらいます．日頃の清潔習慣や術直前の最終入浴日などを把握しておきましょう．

　また，高カロリー輸液などの，そのままでは入浴ができない処置がなされていれば，看護師が必要なケアを介助します．

11　性

　手術部位が生殖器系に影響する場合は，術後の生殖器系への影響や回復過程・程度に関する医師からの説明内容と患者・家族の理解状況を把握しておきます．

　閉経前の女性であれば，手術日から術後に月経とかさならないか心配していることがありますので，確認しておきます．

12　疼痛

　患部の疼痛の有無・程度や術後の疼痛コントロールに関する不安・疑問について確認し，必要に応じ対処します．

13　適応・ストレス

　入院・検査・治療（手術・薬剤・放射線療法など）を受け入れているか，適応状況はどうか，ストレスの有無や程度を確認します．

14　生活環境の安全・感染

〈細菌感染症の有無〉

　手術では，感染防御機構である皮膚を切り開きますので，感染などに抵抗しうる体であることを確認しておかねばなりません．細菌などの貪食作用がある白血球が基準値内であるかどうかの情報収集は大切です．術中・術後の患者さんは，抵抗力・体力が低下するため，ふだんは感染力が弱いMRSAなどの微生物でも感染症に陥ることがあります．

〈ウイルス感染症の有無〉

　手術では，血液を取り扱うことが多いため，血液にかかわる感染に十分注意しなければなりません．術前に患者さんの感染症の有無を把握し，正確に手術部に伝えておくことが大切です．患者さんに感染症があれば，手術室でもそれに対応した準備が必要になるからです．

MRSA：methicillin-resistant *Staphylococcus aureus*，メチシリン耐性黄色ブドウ球菌

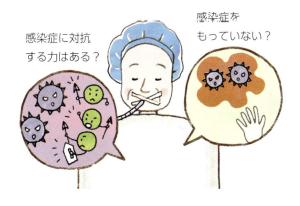

> **白血球**
>
> 　白血球には，外部から侵入した細菌・ウイルスなどを食べてくれる貪食作用と，腫瘍細胞や役目を終えた細胞の排除など，重要な役割があります．術後の創感染予防のためには，術前から白血球が基準値内であることが大切です．たとえば，化学療法後の患者さんの場合，白血球が減少していることがあります．1,000/μL以下であると，術創部の感染がみられたときに細菌の貪食作用をもつ白血球が少なすぎて感染に抵抗することができませんので，白血球がもっと増加してからの手術になります．近年は，白血球を増やしてくれる薬も開発されています．
> 　一方，腹膜炎などを起こしていて白血球が10,000/μLを超えるほど増加しているときには，基準値の白血球数だけでは細菌に太刀打ちできないレベルにきているということですから，迅速に手術をしないと生命の危険があります．

〈生活環境〉

　術後の体の形態・機能の変化によって，退院後戻る自宅や施設での生活に支障をきたすことがあります．退院後の環境についても必要時確認します．

15 経済

　麻酔や手術の費用は，患者さんの経済的負担となります．保険や社会資源の利用状況，必要性について把握しておきます．治療処置などの点数表から手術の費用について確認し，高額療養費制度などについても理解しておきます．

16 人間関係

　術後の回復のためには，着替え，洗濯など生活の身のまわりのことを人に頼らざるを得ない時期があります．手術後に中心となって面倒をみてくれる人や患者さんの心身・社会的な支えとなる人の存在について，可能な範囲で把握しておきます．

17 社会的役割・宗教

〈社会的役割〉

　入院・手術によって仕事や地域での役割を中断せざるを得ないときがあります．その場合に，調整はできているか，心配事はないかなど確認します．

〈宗教〉

　病気や手術，予後のことなど，苦悩することがあるときに人はそこから解放されることを望みます．そのようなときだけにかぎりませんが，信仰している宗教が患者さんを支えていることがあります．患者さんの信じているものや支えとなっているものを尊重してかかわることが大切です．

　他者からの輸血を拒否する宗教に所属している患者さんで，輸血の可能性が高い場合は，患者さんを交えて医師と相談し，回収式自己血輸血などの手段がとれるか否か確認しておきます．

18 認識・理解

　検査・診断・治療，術後のボディイメージの変化に関する患者さんや家族の認識・理解度を確認しておきます．

19 自己実現

　自分の価値，自分の能力・可能性の発揮について問題を感じていないかなど確認します．

全身麻酔で手術を受ける患者への術前オリエンテーション

1 主治医からの術前の説明

　主治医は，患者さんや家族に対して，検査結果と診断名，治療方法の選択肢と治療方針，手術の効果と合併症の危険性および予防策，手術予定日時・所要時間，術後の経過，退院のめやすなどについて説明します．そのとき医師は，できるだけわかりやすい言葉で，必要に応じて資料やシミュレーターを活用して説明します．そのうえで，手術治療に納得できるか否かを患者さん・家族に確認し，手術承諾書，輸血や血液製剤使用の同意書，身体拘束の同意書など患者さんに必要な書類をわたします．よく考えていただいたあとに，同意を得られたら，手術前日までに提出してもらうよう話します．

　看護師も可能なかぎり同席し，患者さんや家族の様子を観察します．医師の説明内容を正確に理解できているか，何か医師に対して仲介することはないか，補足説明することはないか，確認しながら対応します．患者さんや家族にとっては，不安・緊張の中で説明を受け，聞き慣れない言葉も多いことが予想されますから，きちんと説明内容を把握してもらうためにも，メモをとりたいときはとれるように配慮します．説明後は，患者さんや家族の質問や不安について確認する時間をとり，対応します．説明する部屋は，患者さんのプライバシーが守れる個室が望ましいでしょう．

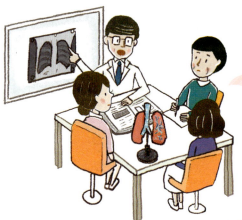

❶ 検査結果と診断名
　○○検査の結果，○○という診断でした．

❷ 治療方針
　治療としては，手術と○○で…．手術方法は…．

❸ 手術の効果，合併症の危険性とその予防策
　手術によって○○が改善します．合併症としては○○のおそれがありますので，それに対して…．

❹ 手術予定日時・所要時間
　手術の予定は，○月○日の○時からだいたい○時間かかる予定です．

❺ 術後の経過と退院のめやす
　術後の経過は…．退院はだいたい○日後くらいで…．

❻ 手術承諾の確認と各種書類の説明
　手術を行うことに承諾いただけたら前日までに看護師に承諾書を提出してください．

❼ 質問への対応
　何かお聞きになりたいことや不安なことはありませんか？

2 麻酔科医からの術前の説明

手術を受ける患者さんに対して，麻酔科医は以下のようなことを説明・確認します．

❶ 麻酔についての説明

- 医学，麻酔科学，医療機器が進歩し，手術が安全に行えるようになっています．
- 近年の麻酔薬はすぐに効いて，終わるとすみやかに目覚めます．
- 近年は，麻酔の効きめもモニターで確認できるので，安心してください．気がつかないうちに手術が終わっています．

❷ 痛みのコントロールについて

- 術後は目が覚める前に鎮痛薬を使用して，痛みをできるだけ感じないようにします．
- 術後に痛みがあるときは，我慢しないで教えてください．

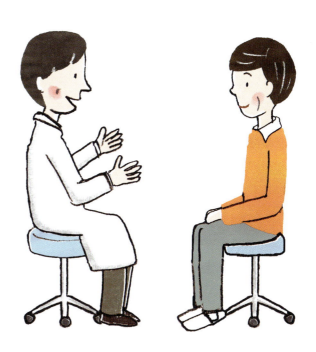

❸ 体調を整え，禁煙しておくことについて

- 手術直前の風邪，発熱などで手術が延期になることがあるので，うがい，手洗いなど風邪の予防に努めてください．
- 喫煙は気管を傷め痰を増やし，術後の呼吸器合併症につながることがあるので，禁煙をしてください．

❹ 既往歴と服用している薬について

- 喘息の既往，心臓・肝臓・腎疾患の既往があれば教えてください．
- 降圧薬，副腎皮質ホルモン薬，ジギタリスやニトログリセリンなどの冠動脈拡張薬，抗凝固薬，喘息治療薬を服用していれば教えてください．
- 薬剤や食物にアレルギーがあれば教えてください．静脈麻酔薬のプロポフォール（ディプリバン®）は，卵・牛乳アレルギーのある人は使えないので，その場合は違う薬を使用します．
- 大変まれなことですが，麻酔の偶発症として悪性高熱症が起こることがあります．近親者で麻酔をかけて悪性高熱症を発症した人がいたら教えてください．万一発症した場合は，特効薬を投与して迅速・的確に対処します．

3 看護師からの術前の説明

看護師は，患者さんができるかぎり全身状態を整えて安心して手術に臨めるように，日常生活上の留意点や術前訓練の内容・方法，準備品について説明を行います．患者さんが理解しやすいように簡潔明瞭でわかりやすいパンフレットや資料を活用して説明します．

説明途中や説明後に，質問や不安なことがないか確認します．

術前を自宅ですごすケースの場合は，外来看護師が術前のオリエンテーションを行います．

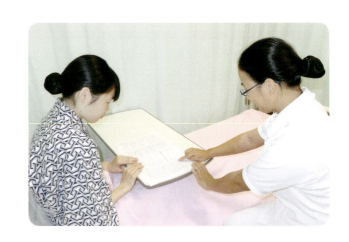

〈手術の数日前〉

説明項目	患者さんへの説明例

❶ 手洗い

手術前から風邪をひかないように手洗い，歯磨き（義歯のある患者さんは義歯の洗浄）を行い，清潔にしておいてください．

❷ 歯磨き・義歯の洗浄

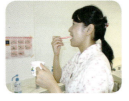 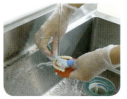 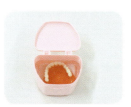

❸ 含嗽(がんそう)の練習

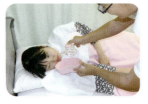

必要時，寝たままでもうがいができるように練習をします．

❹ 鼻腔の清潔ケア

❺ 深呼吸とストレッチ

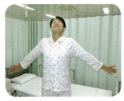 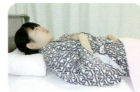

術前から深呼吸や軽い運動を行い，禁煙することは，術後の呼吸器合併症（痰の貯留による無気肺や肺炎など）を防いでくれます．

❻ 禁煙

❼ 器具を用いた呼吸訓練（必要時）

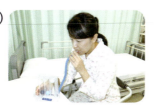

必要に応じて，器具を用いた呼吸訓練も行います．

❽ 痰の喀出と咳嗽の練習

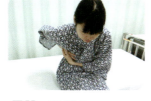

❾ 膀胱留置カテーテル

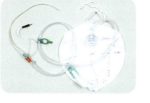

❿ 便・尿器，おむつ

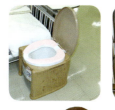

尿を出す管が入る場合，手術室で眠ってから管を入れます．術後，ベッド上で排泄をするかもしれない場合は，便・尿器やおむつについて説明します．

⓫ 起き上がり練習

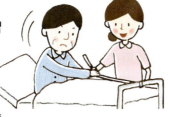

術後，傷に負担をかけないで起き上がれるように，ひもを使って起き上がる練習をしておきます．

⓬ 必要物品の準備

購入できる場所 _____
営業時間 _____

①腹帯または胸帯
1枚____円×____枚

②T字帯
1枚____円×____枚

③下着　④タオル・バスタオル　⑤ティッシュ　⑥洗面道具

⑦吸い呑み　⑧ブラシ　⑨スプーン・はし

必要物品は，手術前日までに購入しておいてください．これらの物品は，手術当日，帰室される部屋や術後ベッドを準備する際に使いますので，マジックで名前を書き，紙袋などにまとめ，病室内のわかりやすいところに置いておいてください．

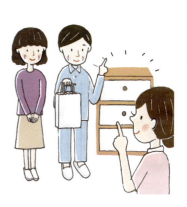

Part ❶ 基本的な周手術期看護

⓭ 各種同意書の説明と捺印・提出

手術の同意書，輸血使用・血液製剤使用の同意書，身体拘束の同意書について医師と看護師が説明します．同意していただいたら捺印した用紙を○日までに看護室に提出してください．

〈手術前日〉

| 説明項目 | 患者さんへの説明例 |

❶ 除毛，臍処置（開腹術の場合）

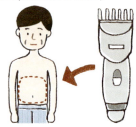

医師が指示する手術予定部位や，創周囲で管が入る予定部位の毛を電気バリカンで取り除きます．
開腹術予定の患者さんは，おへそのゴマを取って清潔にします．

❷ 入浴，洗髪，爪切り，鼻・耳の掃除

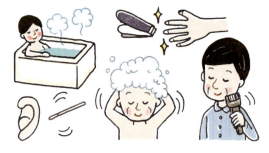

除毛のあとは，入浴してください．
洗髪や爪切り，鼻・耳掃除もしておいてください．男性の患者さんはひげそりもしておいてください．
点滴中の患者さんは看護師が体拭きをお手伝いします．
術後，入浴できないあいだは，看護師が体拭きや洗面などをお手伝いします．

❸ 術創部のマーキング

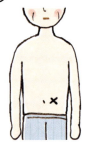

ストーマ（人工肛門）
造設術の例

手術前日か当日に，医師が手術予定部位に印をつけます．

❹ 名前・血液型バンドの装着

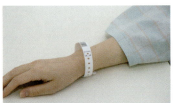

名前，血液型が書かれたバンド

手術のときに患者さんを確認するための名前バンド，必要時血液型の書かれたバンドを手首か足首につけます．

❺ 禁飲食

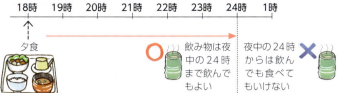

一般的に手術前日の夕飯は食べられます．飲み物は24時まで許可されます．それ以降は何も口にしないでください．24時以降，のどが渇いたら，うがいは行っても大丈夫です．
ただし，術式など状況によって水分や食事が早めに制限されたり，制限中に服薬などの指示が出ることもあります．そのときは説明します．

❻ 硬膜外持続チューブ挿入（必要時）

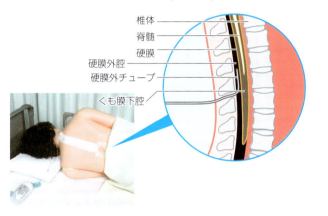

麻酔科の医師が前日か手術当日の手術開始直前に，術後の痛み止めを入れるためのチューブを挿入することがあります．
鎮痛薬の注入は手術終了ごろから開始します．

❼ 吸入

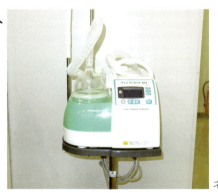

ネブライザー

気道粘膜の保護のための吸入指示が，夕方と夜寝る前に出ることがあります．
吸入器のことをネブライザーといいます．

❽ 下剤・浣腸

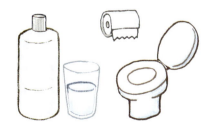

就寝時に下剤（　　　　）・浣腸（　　　　）の指示が出ています．
翌朝，便の回数や量を教えてください．
排便回数（　　　　）回　量（少・中・多）

❾ 睡眠

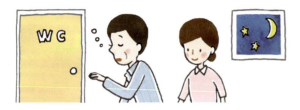

眠れないときは，睡眠薬が出ていますので，必要なときは教えてください．
睡眠薬を飲むとふらつくことがあります．
夜間トイレに行くときは，つき添いますので，ナースコールで看護師をよんでください．

〈手術当日〉

説明項目	患者さんへの説明例

❶ 洗面，歯磨き

❷ 浣腸

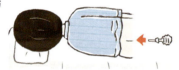

消化管などの手術の場合は，術当日に浣腸指示が出ます．
実施後は，出た便の量，便がまだ残った感じがしていないか教えてください．

❸ 吸入

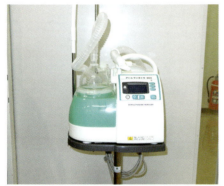

ネブライザー

気道粘膜の保護のための吸入指示が出る場合があります．

❹ 禁飲食

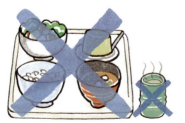

引き続き，食事もお茶などの水分も摂取してはいけません．
ただし，患者さんによっては一部の内服薬を少ない水で服用するように指示が出る場合があります．
そのようなときは，改めて説明します．

❺ 点滴

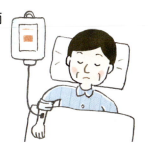

前日，夕食を食べて以降，禁飲食時間が長くなると脱水のおそれがありますので，午後の手術であれば，午前中に点滴をして，点滴で水分や電解質などを補います．

❻ 更衣

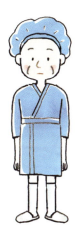

手術室には，脱ぎ着が楽な手術着を着て行きます．当日おわたしします．下着もすべて脱いでください．点滴中の場合，看護師が着替えを手伝います．術中は動かないでじっとしているので足に血栓ができることがあります．それを防ぐために弾性ストッキングを履いていただきます．

閉経前の女性で手術日が月経とかさなる場合は，術式・所要時間を考えてタンポン挿入と紙パンツ，生理パッドとパンツなど適した物について説明します．

❼ 貴重品

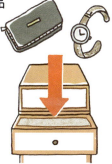

指輪やヘアピンなどの金属製品は，電気メスの電流が流れないよう取り除いておいてください．財布，時計，指輪などの貴重品は，なくならないように鍵のかかる引き出しや，家族の方に預けて管理してください．

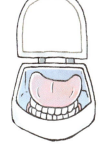

眼鏡やコンタクトレンズ，かつらははずしてください．義歯は，水を入れた容器に保管しておきましょう．

❽ 術後使用する物品

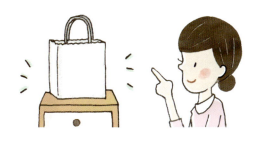

事前に準備していただいた物品（p.19参照）は，手術中に看護師が術後の部屋やベッドの準備をする際に使用しますので，オーバーテーブルや紙袋などにまとめて，わかるところに置いてください．

❾ 病棟から手術室への出発

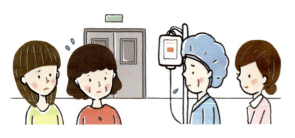

病棟から手術室に出発する時間は，○時○分ごろです．
当日，ご家族や患者さんが面会を許可された方は，患者さんが病棟を出発する時刻に間に合うように来院してください．

〈術中〉

| 説明項目 | 患者さんへの説明例 |

❶ 家族への説明
①手術の所要時間
②家族の待機場所
③待機場所を離れるときの連絡方法
④医師からの説明の時間帯や場所
⑤術後帰室予定の部屋とベッドの準備

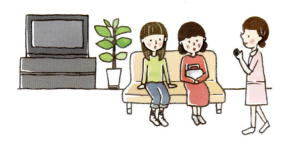

手術の予定時間は○時間です．ただ，手術室で麻酔の覚醒状態などを十分確認してから帰室されますので，多少前後することがあります．
術中，ご家族は，○○(場所)でお待ちください．

ご家族が待機場所から席をはずされる場合は，居場所や携帯番号をナースステーションまでお知らせください．理由は，手術途中や終了時に医師から説明があるためです．

❷ 術後ベッドと部屋の準備

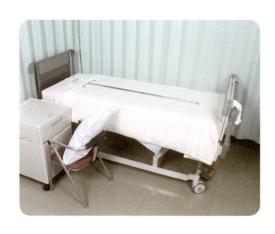

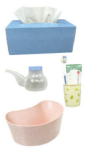

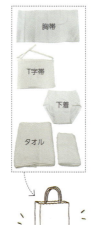
胸帯
T字帯
下着
タオル

手術が行われているあいだにベッドのシーツ交換やお部屋の準備を行います．
術後1〜2日間，看護室近くの観察室に入ります．

〈術後〉

| 説明項目 | 患者さんへの説明例 |

❶ 禁飲食

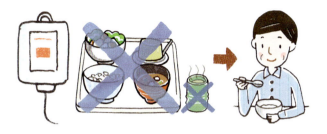

消化器系に問題のない患者さんは術後まもなく食事が始まりますが，消化器系の手術後などは禁飲食期間がしばらく続きます．禁飲食期間中は，水分や電解質などを点滴で補います．
食事や飲み物の開始は，手術の方法や腸などの回復の状況をみながらになります．一般的には流動食，おかゆと徐々に元の食事に近づけていきます．

❷ 点滴

■ 末梢静脈からの点滴　　■ 中心静脈（上大静脈）からの高カロリー輸液

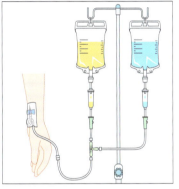 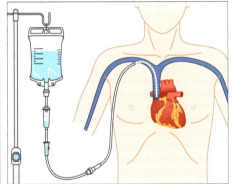

術後に点滴を行う目的は，
①水分・電解質を点滴で補充し，手術に伴う循環血液量減少・脱水・血圧低下を予防する
②抗菌薬を点滴から投与し，創感染を防ぐ
③禁飲食期間が長い場合には，高カロリー液を投与する
などです．

❸ 酸素吸入

■ 鼻腔カニューレ　　■ 酸素マスク

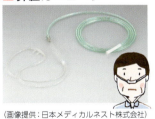 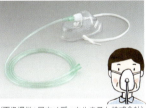

（画像提供：日本メディカルネスト株式会社）　（画像提供：日本メディカルネスト株式会社）

■ ベンチュリーマスク　　■ トラキマスク（気管切開用）

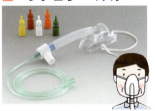 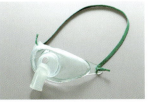

（画像提供：日本メディカルネスト株式会社）　（画像提供：アトムメディカル株式会社）

術後には，酸素吸入を行います．
理由は，
①術中・術後の出血に伴い酸素運搬機能のヘモグロビンが減少することによる低酸素症を防ぐ
②疼痛による浅い呼吸が引き起こす低酸素症や無気肺を防ぐ
③低酸素症による覚醒遅延を防ぐ
などです．

Part ❶ 基本的な周手術期看護

❹ 深呼吸

	吸う	吐く
息を深く吸い込み肺胞の奥まで膨らませ，息をできるだけ吐いて肺胞の奥から出し切る．		
臥床または坐位で胸腹部に手をあて，胸腹部の上がり下がりを意識して深呼吸	スー	フゥー
腕を回して呼吸筋の運動も取り入れる	スー	フゥー

術中は麻酔器という機械によって呼吸を管理しており，その際，気管に挿入した管による気道の刺激や麻酔ガスの刺激で気管支に痰が溜まりやすくなります．また，麻酔直後は痛みをかばって呼吸が浅くなりがちです．そのままにしておくと痰の貯留によって呼吸器合併症になってしまいます．無気肺や肺拡張不全，低酸素血症といった予後にかかわる合併症が生じるおそれがありますので，痛み止めを十分に使いつつ，定期的に深呼吸を行い，肺の奥まで空気を取り入れることが大切です．
術後に看護師が「深呼吸してください」と言ったとき，術前の練習を思い出して深呼吸してくださいね．

❺ ドレーン

■ さまざまなドレーン（腹部の例）

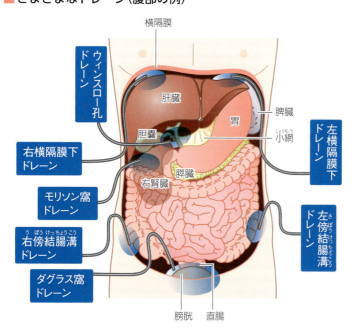

術後は，創部の周辺に管が入ることがあります．この管のことをドレーンといいます．体内に血液や滲出液などが溜まったままだと，感染源となり創の治りが遅くなるため，ドレーンによって排出させます．
排液は，ドレーンの先にガーゼをあてて吸収させる方法や専用の容器・袋に溜める方法があります．
実際にドレーンが入ったときには，挿入部位や目的，挿入予定期間，抜ける条件，注意点などを医師や看護師が説明します．

❻ 排泄物

①痰

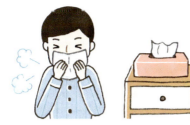

痰の肺への貯留は，細菌を繁殖させ肺炎を起こす危険があります．
痰は汚いものですので，飲み込まず，ティッシュに吐き出しましょう．

②吐物

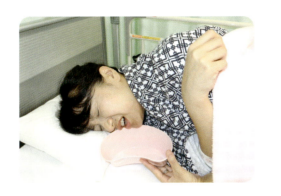

まれに，麻酔の副作用や手術によるストレスで胃が荒れてしまい，術後に嘔気・嘔吐が生じることがあります．気持ちが悪いときはすぐ教えてください．

③尿，おなら，便

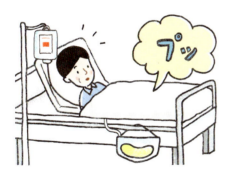

尿道口から膀胱へ管が入っている場合，尿は管から出ます．管は異物なので，できるだけ早く抜去します．手術室で抜いてくる場合もあります．ただし，手術部位によっては挿入期間が長引くこともあります．抜去後，尿を溜めていただくときは説明します．

おならは腸の動きの回復を示していますので，いつごろ出たか教えてください．

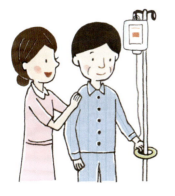

術後初めてトイレに行くときは看護師がつき添います．ふらつく場合も遠慮なく看護師をよんでください．

❼ 体動

①坐位　②端坐位　③立位　④歩行

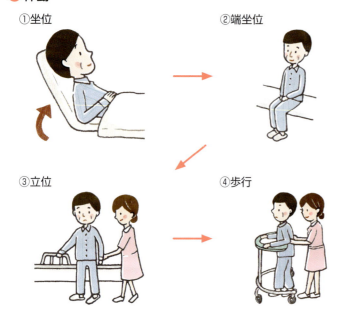

術後は適度の安静と段階をふんだ運動のバランスが大切です．痛み止めをしっかり使って，体の動きをスムーズにし，徐々に動く時間を増やしていきます．運動は，呼吸器・循環器・消化器系の合併症予防のために大切です．

❽ 清潔

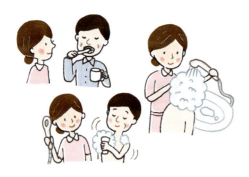

術後約1週間が経過して創部がくっついて抜糸し，ドレーンが抜ければ，シャワー浴や入浴ができます．それまでは，洗面や体拭き，洗髪などを看護師がお手伝いします．

❾ 面会者と面会時間

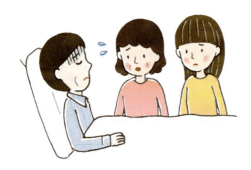

術後，体力が戻るまでしばらくのあいだは，ご家族の方や患者さんが許可された方のみの面会がよいと思います．時間は，平常時の面会時間にかぎらず特別面会も許可されますが，患者さんの負担にならないよう配慮してもらいましょう．

術前オリエンテーションと援助に関する基礎知識

ここでは，手術の数日前に患者さんが行う訓練や看護師が行うケアの根拠などについて具体的に説明します．

1 手洗い

〈術前に手指を清潔にする根拠〉

手洗いは，これから万全な全身状態で手術を迎えたい患者さんだけでなく，患者さんにかかわる医療者においても大切です．見た目に汚れているように見えなくても，私たちは生活のさまざまな場面で，数えきれないほどの微生物に接触し，それが手に付着しています．

石けんなどの界面活性剤は，脂質性の相互作用で付着したウイルスを落としてくれます．殺菌剤を含む石けんやアルコール系の速乾性擦式手指消毒薬での手洗いでは，病原微生物を除去することによって，感冒，インフルエンザなどの罹患率を低下させ，感染症の伝播防止がはかられます．

また，爪が伸びていると爪のあいだに雑菌が入りがちです．伸びた爪は，抵抗力の落ちた皮膚を傷つける原因にもなるため，短く切っておきます．

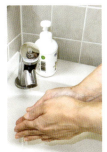
流水での手洗い

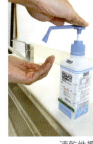 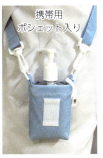
速乾性擦式手指消毒薬　携帯用ポシェット入り

〈手指衛生の実施〉

手指衛生は，適切なタイミングで行うことが大切です．

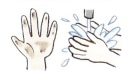
目に見える汚れのあるとき

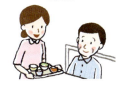
配膳前

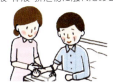
血液・体液・排泄物に触れたあと

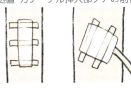
創処置・カテーテル挿入部ケアの前後

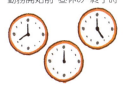
勤務開始前・昼休み・終了時

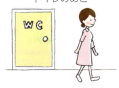
トイレのあと

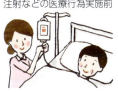
注射などの医療行為実施前

微生物汚染の可能性の物に触れたあと

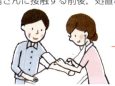 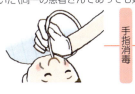 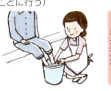
患者さんに接触する前後，処置と処置のあいだ（同一の患者さんであっても処置ごとに行う）
手指消毒 → 手指消毒 → 手指消毒 → 手指消毒

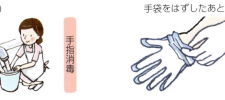
手袋をはずしたあと

2 歯磨き・義歯の洗浄

〈術前に口腔を清潔にする根拠〉

①感冒の予防

感冒に罹患し，発熱がみられたりすると麻酔をかけられない場合があったり，術後呼吸器合併症の危険性が高まります．術前から含嗽(がんそう)・歯磨きを行い，口腔内を清潔にして，感冒を予防しておくことが大切です．

②口腔内の自浄作用低下に備える

唾液には，口腔内の自浄作用を促す効果があります．しかし術後まもない時期は，術前・中・後の禁飲食や術中の不感蒸泄・出血などに伴う脱水によって，唾液の分泌が抑制され，口腔内が乾燥しやすい状況になります．さらに，口腔内が乾燥しても禁飲食のために飲水ができない時期があります．このような口腔内の乾燥という理由から，術後まもない時期は，口腔内の自浄作用が低下します．

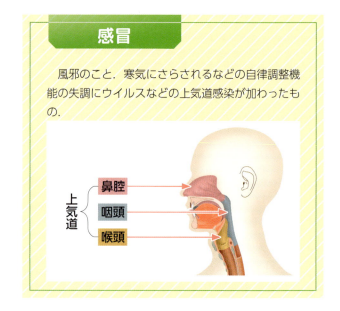

感冒

風邪のこと．寒気にさらされるなどの自律調整機能の失調にウイルスなどの上気道感染が加わったもの．

上気道：鼻腔／咽頭／喉頭

③痰の貯留による呼吸器合併症の予防

術中は気管挿管や麻酔ガスの刺激により，痰が増加しがちです．痰が気道内に貯留すると，呼吸器合併症の危険性が高まります．

図2 咽頭・口腔の解剖生理と感染予防

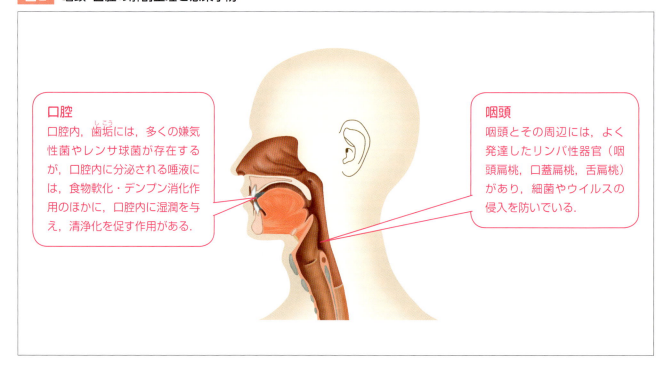

口腔
口腔内，歯垢(しこう)には，多くの嫌気性菌やレンサ球菌が存在するが，口腔内に分泌される唾液には，食物軟化・デンプン消化作用のほかに，口腔内に湿潤を与え，清浄化を促す作用がある．

咽頭
咽頭とその周辺には，よく発達したリンパ性器官（咽頭扁桃，口蓋扁桃，舌扁桃）があり，細菌やウイルスの侵入を防いでいる．

〈口腔ケアの実施〉

①歯磨き

歯磨きが可能な患者さんには，毎日，起床時，毎食後，就寝前に歯磨きを行うよう指導します．

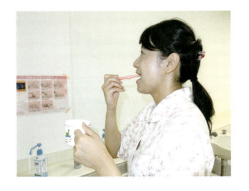

②義歯の洗浄

義歯を使用している患者さんの場合は，義歯を定期的に洗浄し，口腔内の清潔を保つように指導します．就寝時は義歯をはずして水の入った容器に保管し，歯ぐきを休めるとともに，乾燥による義歯の変性・変形を防ぎます．

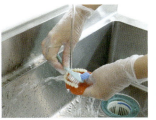 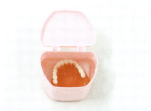

3 含嗽の練習

術後に臥床したまま含嗽ができるよう，練習しておきます．

■ 手順

①目的・方法を説明する．
②胸元にタオルまたは，ティッシュをあてる．
③顔を横向きにし，吸い呑みの水を口に含ませる．
④含嗽する．
⑤ガーグルベースンを口角の下にあて，静かに水を吐き出す．
⑥口をタオルかティッシュで拭く．

■ 必要物品

①ティッシュ　　②タオル
③ガーグルベースン　④吸い呑み

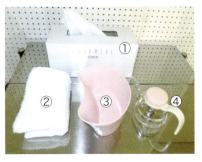

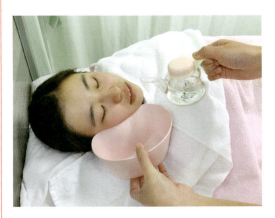 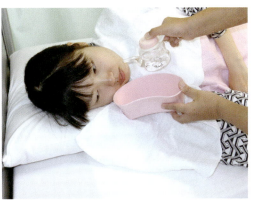

※ガーグルベースンをあてる向きは，水が漏れなければ凸凹どちらの面を頬にあててもよい．患者さんの頬の状況や姿勢によって考える．

4 鼻腔の清潔ケア

〈術前に鼻腔を清潔にする根拠〉

①鼻腔の構造と機能

呼吸器の通路でもある鼻腔は，鼻甲介が張り出して空気との接触面が広がっており，入り組んだ構造になっています．そして，線毛上皮や粘液を分泌する鼻腺と粘膜の下を走る豊富な血管によって，吸気を加湿・加温し，塵を吸着して鼻糞として排泄する働きを行います．つまり，嗅覚の働きだけでなく，吸気の清浄化にも貢献している器官なのです．

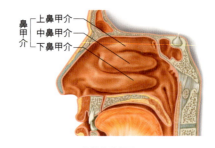

鼻腔と鼻甲介

②鼻腔の常在菌

鼻腔には，常在菌としてブドウ球菌が定着しています．抗菌薬のメチシリンに対して薬剤耐性をもっているものは，メチシリン耐性黄色ブドウ球菌（MRSA）とよばれます．メチシリンだけでなく，複数の抗菌薬に耐性を示す多剤耐性菌です．

平常時は体力・抵抗力があって問題にならない常在菌ですが，術後のように体力・抵抗力が低下した状態のときには，気をつけないと人の手や器具などを介して感染症を引き起こしかねません．

とくに，感染防御機構である皮膚を切り開いた術創部の感染には気をつける必要があります．いったん感染症を起こすと，薬剤耐性があるために治癒が遅延するおそれもあります．

このような感染症の発症を防ぐために，患者さんには術前から鼻腔の清潔を心がけてもらいます．

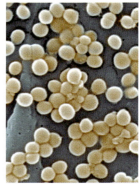

ブドウ球菌

〈鼻腔の清潔ケアの実施〉

図3 鼻腔用軟膏の塗布方法

鼻の中は，ときどきティッシュで拭いたり，綿棒で掃除したりする程度で結構です．

メチシリン耐性黄色ブドウ球菌除菌のための鼻腔用軟膏が処方されたときは，塗布する目的，部位，回数/日，日数，方法などを患者さんに説明します．

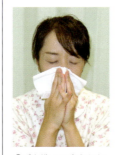
①手を洗って鼻をかむ

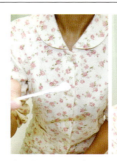
②両鼻腔の鼻毛が生えている部位全体にあずき粒大の軟膏を塗る

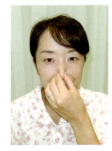
③鼻翼をつまんでマッサージし軟膏を均一にのばす

5 深呼吸

〈術前に深呼吸を行う根拠〉

深呼吸を術前に行う目的は，以下のとおりです．

- 深呼吸により酸素を体に十分取り込み，血液循環を促す
- 呼吸機能の維持・拡大をはかり，術後呼吸器合併症の発症を防ぐ
- 術後，麻酔から覚醒してすぐに医師や看護師が「深呼吸をしてください！」と言葉をかけたとき，術前の深呼吸の練習を思い出して自力で呼吸を行い，麻酔からの覚醒を促進させる
- 術後，創部に負担をかけず，痛みが少しでも軽減する深呼吸や咳嗽の方法を習得する

全身麻酔では，麻酔薬や筋弛緩薬によって意図的に呼吸を止め，気管挿管をして麻酔器という機械で人工的に呼吸ができるように管理します．

そのため，気管挿管による気道への機械的刺激・気道粘膜の損傷が多少なりとも起こります．また，麻酔ガスなどの影響により，術後に痰の増加がみられます．さらに，胸部や腹部などの躯幹の手術後では，痛みの影響で呼吸が浅くなり，肺活量も手術前に比べ，いったん低下するといわれています．そのほかにもさまざまな要因がもとになって術後呼吸器合併症（p.34図6）が起こる危険性があります．

したがって，術前から少しでも呼吸機能を維持・拡大させておくことが重要です．肺活量を平均値に近づけたり，維持・拡大させる訓練，あるいは一秒率を維持・拡大させ，呼出力を高める訓練は，術後の痰の喀出に役立ち，無気肺の予防につながります．

呼吸訓練と同時に，首や上肢の運動も取り入れると呼吸筋（呼吸に直接的・補助的にかかわる筋肉）（図4，図5）も鍛えることができます．

図4 呼吸に直接かかわる筋肉

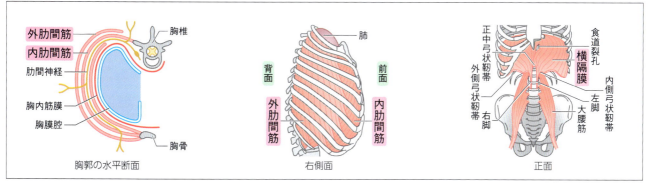

図5 呼吸に補助的にかかわる筋肉

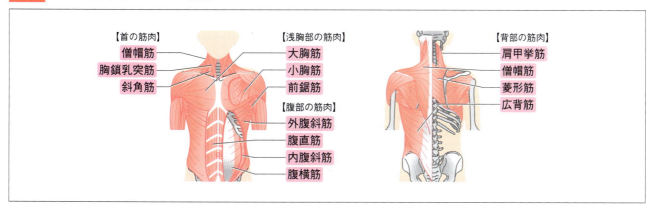

図6　呼吸器合併症とその原因

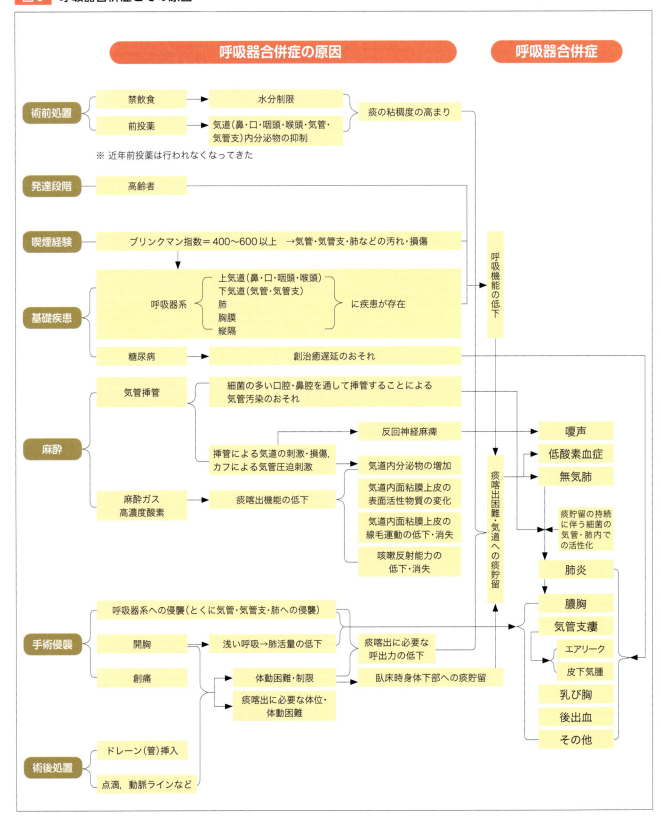

図7 吸気時の解剖生理

息を吸うとき

①外肋間筋が肋骨を引き上げる．

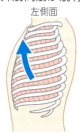
左側面
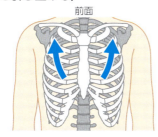
前面

②横隔膜が収縮して腹部へ下がる．このとき，胸式呼吸では，肝前縁がわずかに肋骨下にせり出す．腹式呼吸では，肝臓を含めた上腹部臓器全体が最も下方に移動する．

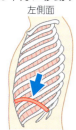
左側面
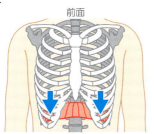
前面

③胸腔が広がる．胸腔とは，胸骨・肋骨・胸椎・横隔膜に囲まれた空間（胸郭）の内側をいう．吸気時の胸腔内圧は，約 −6〜−7 cmH$_2$O である．胸腔内は肺が膨らむために陰圧になっている．

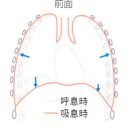
前面
―― 呼息時
―― 吸息時

④肺が拡張して肺内部に空気が入る．

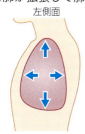
左側面
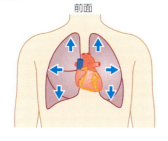
前面

図8 呼気時の解剖生理

息を吐くとき

①内肋間筋が肋骨を引き下げる．

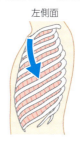
左側面
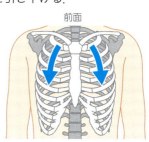
前面

②横隔膜が弛緩して胸腔側へ上がる．

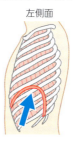
左側面
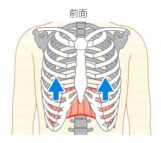
前面

③胸腔が狭くなる．
呼気時の胸腔内圧は，約 −2〜−4 cmH$_2$O である．

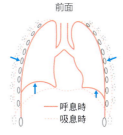
前面
―― 呼息時
―― 吸息時

④肺が収縮して肺内部の空気が出る．

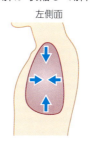
左側面
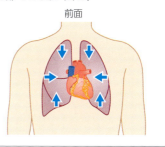
前面

〈深呼吸の実施〉

　術前1週間くらい前から1日に3回程度，1セット約10回の深呼吸を勧めます．やりすぎると過換気症候群のように気分が悪くなりますので，適度に行います．

　躯幹に創部が予定されている患者さんは，術後まもない時期には創部が離開（哆開(しかい)）しないか不安に思われることがありますので，創部はしっかり縫合してあること，痛みは鎮痛薬でコントロールしていくことを伝え，安心して深呼吸してよいことを説明しましょう．

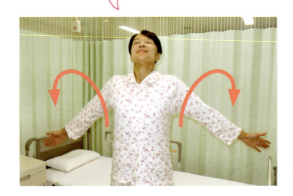

深呼吸を行う際には，同時に首や上肢の運動も取り入れると，呼吸にかかわる筋肉を鍛えてくれます．

鼻からゆっくり吸って，口からゆっくり吐く理由

　鼻から深呼吸を行うと，鼻腔粘膜の線毛上皮や粘液を分泌する鼻腺と粘膜の下を走る豊富な血管が働き，吸気を加湿・加温し塵を吸着してくれます．また，鼻毛もフィルターとして異物をキャッチしてくれます．つまり，鼻から息を吸うことは，少しでも清浄化された空気を吸うことになるのです．そして，ゆっくり鼻から吸うことで肺胞を奥まで十分膨らませることができます．ただし，鼻が詰まっている場合は，口からでも大丈夫です．

　吐き出すときは，「はっ！」と一瞬で吐き出すよりも口をすぼめて「ふーっ」とゆっくり吐き出します．それにより気道内圧が高まって，肺胞内の空気を最後まで吐き出すことができます．同時に，次にしっかりと吸い込む準備にもなります．

　鼻からゆっくり息を吸い，口をすぼめてゆっくり吐くことは，呼吸1回ごとの換気量を増やすためのよりよい方法なのです．

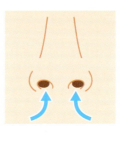 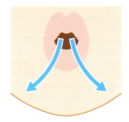

鼻からゆっくり吸う　　　口をすぼめてゆっくり吐き出す

肺胞を十分膨らませ，吐き出す深呼吸

〈胸式呼吸と腹式呼吸〉

　胸式呼吸と腹式呼吸を比較すると，腹式呼吸のほうが，より横隔膜が下方に収縮して胸郭が拡張し肺が広がりますので，創部への影響がない術前は，腹式呼吸の練習を勧めましょう．開腹術後まもない時期は胸式呼吸，開胸術後まもない時期は腹式呼吸を行ってもよいでしょう．いずれの呼吸法も肺は縮み膨らみます．

図9　胸式呼吸と腹式呼吸

①胸・腹部の動きを意識するために手をあてる．胸・腹部を手で押して負荷をかけてもよい．
術前なら重すぎない本などを腹部にのせて意識してもらう方法もある．

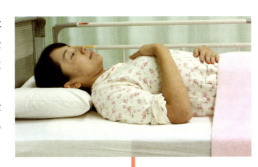

腹式呼吸の練習

②鼻からゆっくり息を吸い，腹部を膨らませる．

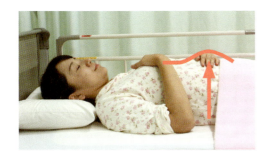

③口をすぼめてゆっくり息を吐き，腹部をへこませる．

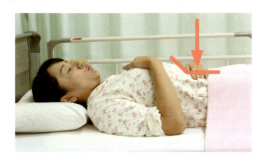

胸式呼吸の練習

②鼻からゆっくり息を吸い，胸部を膨らませる．

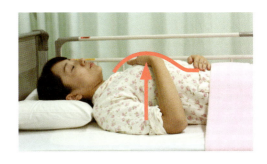

③口をすぼめてゆっくり息を吐き，胸部をへこませる．

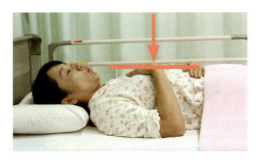

6 禁煙

〈術前に禁煙する根拠〉

術前から禁煙にする根拠は，以下のとおりです．

- 喫煙は，気道・肺を汚染し傷つけ，術後に痰や咳を増加させるおそれがあるため，呼吸器合併症を起こす危険性が高まる
- 喫煙は，呼吸器系だけでなく，循環器系，血液系，消化器系などにも悪影響があるので，全身状態を整えて手術に臨むために禁煙する

以上の理由から，禁煙を指導します．受動喫煙者にも，副流煙（たばこの先から立ち上る煙）によって害が及ぶため，家族への指導も大切です．

■ 禁煙実施のポイント

- 「たばこをやめる」という強い意志をもってもらう．
- たばこ・ライター・灰皿を手元に置かない．
- 喫煙したくなったら飲み物，ガムなどで対処する．

図10 喫煙の害

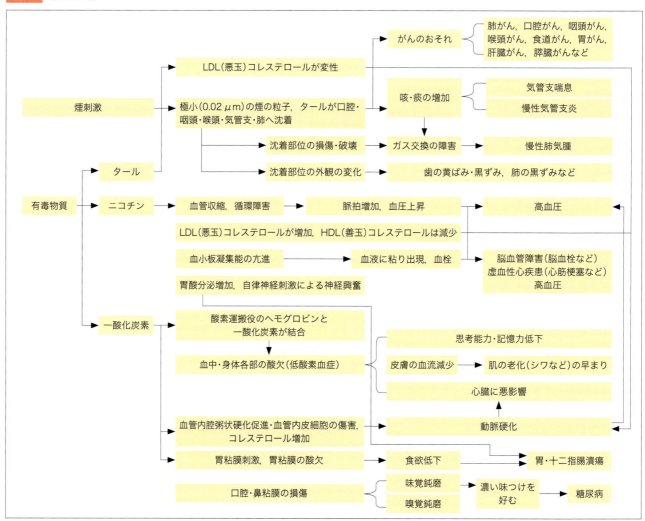

7 器具を用いた呼吸訓練

開胸術や長時間の手術を予定している患者さんなどの場合，呼吸機能の維持・拡大，術後呼吸器合併症予防のために，医師が呼吸訓練器を用いた訓練を指示することがあります．

呼吸訓練器には，さまざまな種類があります．

図11 呼吸訓練器の例

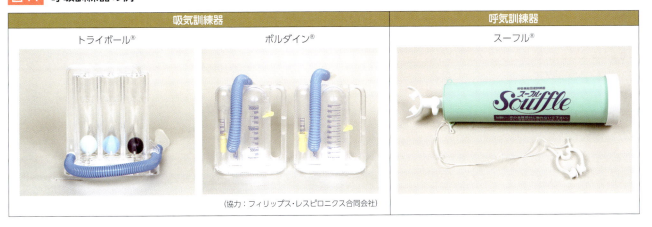

（協力：フィリップス・レスピロニクス合同会社）

〈トライボール®（トリフローⅡ®）による呼吸訓練〉

トライボール®は，吸気によって肺胞を十分膨らませ，呼吸機能を維持・拡大して，術後の呼吸機能低下や呼吸器合併症（無気肺）を防ぐための呼吸訓練器です．

肺活量が10mL/kg以下，最大呼吸量の基準値が1/3以下，過換気症候群の既往がある患者さんなどでは使用禁忌のため，注意します．

術後の酸素吸入期間，創部治癒促進のため創部の安静が必要な時期などは，しばらく使用を控えます．創部の治癒状況により，医師の許可を得て再開してよいことを患者さんに説明しておきます．

図12 トライボール®による呼吸訓練

第1段階
- 器具を垂直に立て，息を吐き出しマウスピースをくわえて，ゆっくり息を吸う．最も蛇腹に近いボール1個のみを最上部で3秒間上げ続ける．そのあとマウスピースを口から離し，ふつうに呼吸する．
- 1個上げは毎秒600mLの吸気量になる．

第2段階
- 最も蛇腹に近いボールと次のボール2個を最上部でできるだけ長く上げ続ける．その後マウスピースを口から離し，ふつうに呼吸する．
- 2個上げは毎秒900mLの吸気量になる．

第3段階
- ボール3個を最上部まで上げる．マウスピースを口から離し，ふつうに呼吸する．
- 3個上げは毎秒1,200mLの吸気量になる．

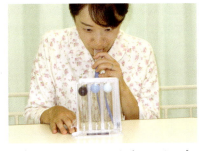

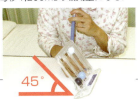

1個も上げられないときは，45°に傾けて練習します．

〈ボルダイン®による呼吸訓練〉

ボルダイン®は，前述したトライボール®と同様に，吸気によって肺胞を十分に膨らませ，呼吸機能を維持・拡大させます．そして，術後の呼吸器合併症予防や呼吸機能の維持・向上に貢献します．

トライボール®との違いは，最大吸気量を測れるという特長です．2,500mLまで測定できるタイプと5,000mLの2つのタイプがあります．患者さんの肺活量に応じてどちらのタイプを使用するかを選択します．

練習では，まずは少ない吸気量から設定し，徐々に目標値を上げていきます．使用禁忌は，トライボール®に準じます．

〈スーフル®による呼吸訓練〉

スーフル®は，トライボール®やボルダイン®のように呼吸機能を維持・拡大させるための呼吸訓練器の1つです．

トライボール®やボルダイン®と違う点は，呼気による訓練器具で，自分が吐いた息を800mLのプラスチック容器に取り込んで，再び吸い込むという再呼吸が取り入れられていることです．再呼吸によって吸気中・血中の二酸化炭素濃度が少し濃くなり，呼吸中枢が刺激され，自律神経の働きで自然に深い呼吸が可能となって換気量が増えることを特長としています．

ただし，この訓練器具は，呼気のときに「ブーッ」という音がするため，場所や時間帯によっては他者の迷惑となります．そのため，使用時間や場所を考慮しなければなりません．

図13 ボルダイン®による呼吸訓練

①器具を垂直に立て，目盛りインジケーター（Ⓐ）を目標値の最大吸気量（2,000mL，3,000mLなど）に合わせる．写真は2,500mL．
②息を吐き出し，マウスピースをくわえる．
③黄色のフローカップ（Ⓑ）が透明な窓の青い枠の部分（GOOD・BETTER・BEST）に浮いた状態を保つようにゆっくり息を吸い続ける．
④白いピストン（Ⓒ）がどこまで上昇するか（最大吸気量）を観察する．
⑤マウスピースを口から離し，ふつうに呼吸する．

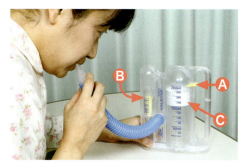

図14 スーフル®による呼吸訓練

①鼻孔を鼻クリップで留めて空気が漏れないようにする．
②マウスピースをくわえ，息をゆっくり長く吐き出す（このとき音が出る）．
③筒の中に残った自分の吐いた息を吸う．

本体　　ボトムプレート

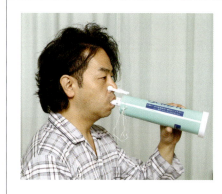

開封時，強さ（圧）が2になっている．楽に音が出るときは3に，音が出にくいときは1に調整して使う．

8 痰の喀出と咳嗽の練習

術後の創部に負担をかけない痰の喀出方法と咳のしかたには以下のような方法があります．

図15 創部に負担をかけない痰の喀出方法と咳嗽

- 胸帯・腹帯で適度に躯幹を締めつけ，創を圧迫しておく．
- 患者さんが可能な範囲で痰を出しやすい姿勢・体位にする．
- 含嗽をして口腔内を湿らせ痰を出しやすくする．
- 創部を自分で押さえられる場合には，手・バスタオル・枕などで押さえて咳をする（図16）．
- ハフィング（huffing）を指導する（p.42図17）．
- スクイージング（squeezing）を行う（p.42図18）．

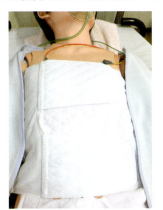
腹帯・胸帯で創を圧迫

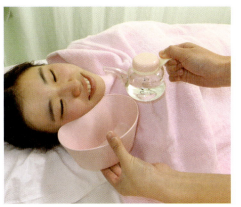
含嗽の練習

図16 創部を押さえた咳嗽の例

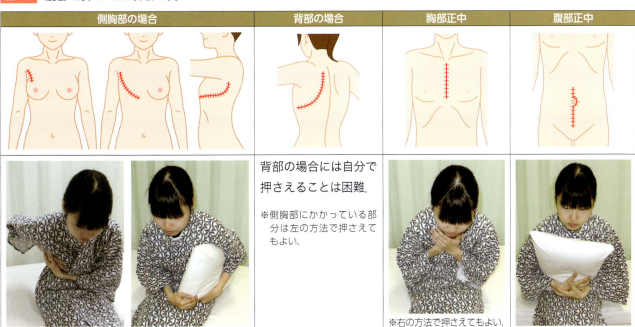

背部の場合には自分で押さえることは困難．
※側胸部にかかっている部分は左の方法で押さえてもよい．
※右の方法で押さえてもよい．

Part ❶ 基本的な周手術期看護

図17 ハフィング（huffing）

呼吸法の1つで，気道上部に痰を移動させる方法です．

①深い吸気

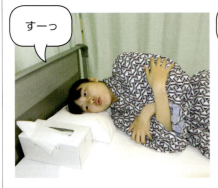

すーっ

②強い呼気を数回

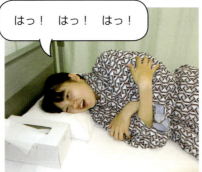

はっ！ はっ！ はっ！

③気道上部に上がってきた痰を喀出

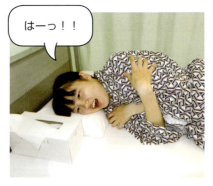

はーっ！！

図18 スクイージング（squeezing）

　スクイージングとは，「圧搾する，搾る」という意味で，痰が溜まっている胸郭などに手掌全体をあて，適度に圧迫し絞り込むようにして徒手的な手技で深呼吸や排痰を促す理学療法です．

　ただし，躯幹に創部があり術後まもない場合は，患者さんの疼痛増強や創部への負荷につながるおそれがあるので避けます．創部が生着し，痛みが軽減し，急性期を脱した患者さんには効果的なことがあります．

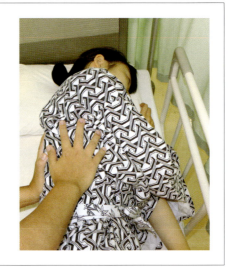

9 膀胱留置カテーテル挿入

〈膀胱留置カテーテル挿入の目的〉

術中，術後に膀胱留置カテーテルを挿入する目的は以下のとおりです．

- 術中の尿閉・尿失禁の予防
- 術中，術後の排尿量を正確に測定して，体の水分出納バランスを正確に査定する
- 脱水やショックの早期発見
- 術中の深部体温を測定する（膀胱温が測定できる膀胱留置カテーテルを用いる場合）
- 尿による創部汚染を防ぐ（術創部が陰部・肛門部の場合）
- 術後の尿閉や残尿などの合併症の予防（術創部が骨盤腔内あたりで排尿反射機構に侵襲が考えられる場合）

図19 膀胱留置カテーテル挿入時に尿路感染症が起こる原因

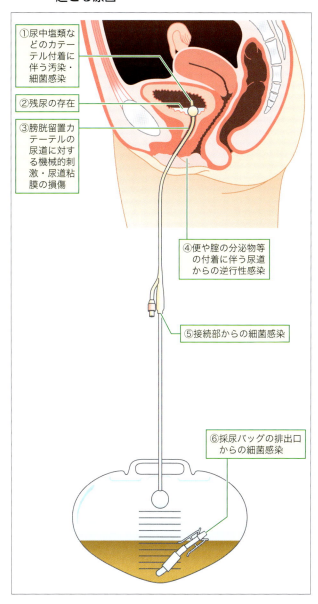

① 尿中塩類などのカテーテル付着に伴う汚染・細菌感染
② 残尿の存在
③ 膀胱留置カテーテルの尿道に対する機械的刺激・尿道粘膜の損傷
④ 便や腟の分泌物等の付着に伴う尿道からの逆行性感染
⑤ 接続部からの細菌感染
⑥ 採尿バッグの排出口からの細菌感染

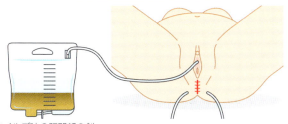

マイルズ法の肛門部の創

術創の汚染を防止する目的で膀胱留置カテーテルが挿入されている場合，術後しばらく膀胱留置カテーテル挿入期間が続きます．そのような場合を除き，尿路感染症予防のため術後はできるだけ早期に抜去します．

10 便尿器をあてる練習

術後，鎮痛薬を十分使って術後1日目からトイレまで歩行できるケースもありますが，術後臥床期間が長引くことが予想される場合は，便尿器を見せ，あてる位置を確認しておきます．

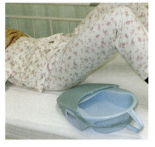
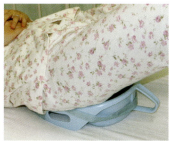

11 早期離床と体の起こし方

〈電動で起きる〉

ハンドル操作式のギャッジベッドや電動ベッドのリモート操作について患者さんに説明します．電動ベッドは，患者さんが手元スイッチで自分の好きなときに加減しながらベッドを起こしたり，下げたりできます．

〈看護師の支えによって起きる〉

看護師は，術創部を直接触らないように気をつけて，患者さんの"後頸部から肩"と"腰"をしっかり支えて起こします．

起きあがる際，膝を立てると腹筋の緊張がとれて起きあがりやすくなりますが，開腹術後の場合は，膝を立てると創痛が増強することがあるため，膝は伸ばしたままでも構いません．

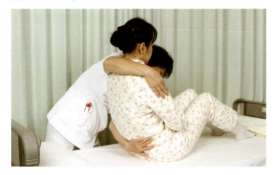

〈綱を支えに起きる〉

ベッドの足元側の柵に，患者さんの手の届く長さの綱をしっかり取り付けます．この綱を「力綱」とよび，患者さんが起きあがるときに，これを引っ張りながら起きてもらう方法があります．

術後初めて起きあがるときは，創部に負担がかからないように看護師が支えつつ，患者さんには綱をもってもらいながら起こします．

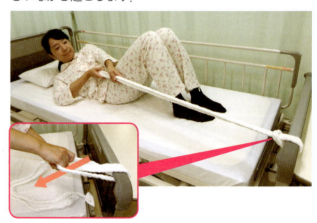

〈創部を押さえながら自力で起きる〉

創部に負担をかけないように，患者さん自身で創部を手で押さえながら起きあがってもらいます．

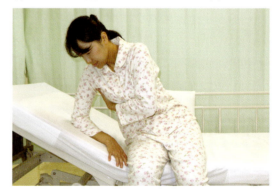

12 必要物品

〈腹帯・胸帯〉

腹帯または胸帯は，通気性・吸湿性のあるさらしの布でできています．何枚か左右交互に合わせて身に着けるものと，1～2枚のさらしを左右交互に合わせたあと，マジックテープで固定するものなどがあります．p.45の写真は，腹帯・胸帯の一例です．

しっかり固定できるフイルムドレッシング材を使用する場合には，腹帯または胸帯の準備が不要な場合もあります．

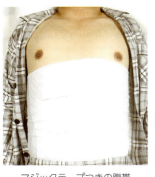
マジックテープつきの腹帯

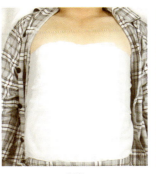
腹帯

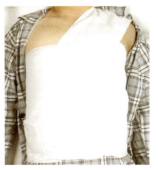
たすきつきの胸帯

> 開腹手術の術後には腹帯を，開胸手術の術後には胸帯を使用します．胸帯には，"たすきのついたタイプ"と，"たすきなし"の胸帯・腹帯兼用のタイプがあります．

■ 腹帯または胸帯を装着する目的

- 創部のガーゼの固定
- 創部とその周辺を広範囲に支えることによる創の離開（哆開）防止
- 創部とその周辺を広範囲に支えることによる創痛緩和や患者さんの安心感

■ T字帯を装着する目的

- 術直後患者さんが寝るベッドにT字帯をあらかじめ準備しておけば，さらしの布を前に引き出し，ひもを腰で結べばよいので，パンツのように膝を立てたり，膝の曲げ伸ばしをしてパンツを履かなくてよく，術後の患者さんの体の負担を軽減できる．
- 膀胱留置カテーテルが挿入された場合は，パンツよりもゆとりがあるので，カテーテルの屈曲圧迫が起こりにくい．
- 開腹術などでは，腹部の観察や処置が必要なときに，ひもをほどくだけで観察がしやすく，患者さんの負担も少ない．

〈T字帯〉

T字の形をしたさらしのふんどしのことです．さらしは，幅約33cm×長さ約90cmで，腰に巻いて結ぶひもが約130cmあります．

術後しばらくのあいだ膀胱留置カテーテルが挿入される予定の患者さんには，T字帯を準備していただきます．

図20 T字帯のあてかた

①殿部側にさらしを広げる．

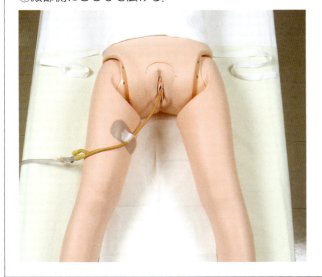

②股間からさらしの布を前に引き出し結んだひもにかける．

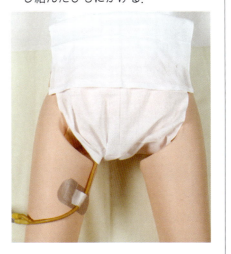

Part ❶ 基本的な周手術期看護

13 手術承諾書ほか，各種承諾書・同意書の必要性

　手術を行うにあたり，各種承諾書・同意書が必要となります．

〈手術承諾書〉

　手術承諾書に医師と患者さん・家族が署名する目的は以下のとおりです．

- 手術が必要な理由とその術式，予測される術後合併症について医師がしっかり説明し，患者さんにとって必要な手術を，ご本人納得のうえで行うため
- 手術を実施する医師が，患者さんにとってこの手術が必要かつ最善の方法ととらえ，責任をもち熟練した技術で真摯に手術を行ったときに，医師としての立場が守られるため

〈輸血・血液製剤使用の同意書〉

　輸血用血液製剤は，具体的には赤血球，血小板，凍結血漿などがあります．血漿分画製剤には，アルブミン，免疫グロブリン，血液凝固因子，局所止血用製剤，組織接着剤などがあります．厚生労働省は「輸血療法の実施に関する指針」で，本人や家族に説明すべき8項目を提示しており，その説明のうえで同意書を得ることが必須となっています．

■「輸血療法の実施に関する指針」による説明と同意が必要な8項目

①輸血療法の必要性
②使用する血液製剤の種類と使用量
③輸血に伴うリスク
④医薬品副作用被害救済制度・生物由来製品感染など被害救済制度と給付の条件
⑤自己血輸血の選択肢
⑥感染症検査と検体保管
⑦投与記録の保管と遡及調査時の使用
⑧そのほか輸血療法の注意点

※遡及調査とは，製剤による副作用・感染症の原因を，原料に遡って調査すること．

14 術中待機している家族

　術中待機している家族に対しては，待機場所，手術所要時間，術後帰室する部屋（自室，看護室に近い観察室，集中治療部など），待機場所を離れる場合の連絡方法（携帯電話の番号を看護室に知らせるなど），手術終了時に主治医から説明があることなどを説明します．

　待機場所には，家族が座れる椅子などを準備し，心配しながら待機し続ける家族が疲れないように配慮します．家族が食事をしたい場合，食事ができる場所や売店などについても必要時説明します．

　手術が終わるころ，手術室で主治医から説明があるときには，可能であれば看護師が手術室まで家族を案内し，一緒に主治医の説明を聞きます．手術が終了して，病棟から迎えに行くときや，手術予定時間が早まったり，遅くなったりしたときは，家族にそのことを説明します．

手術前日から術当日に看護師が行うこと

手術前日から手術当日に看護師が行うことを説明します．

■ 前日

9:00	患者さんがお風呂の時間を予約したかの確認　除毛 ➡ 1　入浴・洗髪・爪切り確認
11:30	麻酔科受診　麻酔科医による診察，全身状態の確認　麻酔方法の説明など 硬膜外持続チューブの挿入（前日，または当日手術室で入れる場合がある）
午後	血液型の確認（輸血の可能性がある場合）とリストバンドの装着 必要時手術予定部位へのマーキング　夕食確認
21:00〜	禁食　下剤内服介助　不眠時，睡眠薬内服介助，高齢者やふらつく人の場合はトイレつき添い
24:00〜	禁飲水（口渇時は含嗽をしてよい）

■ 当日

7:00	熟睡感の確認　ネブライザー　浣腸 ➡ 2 ：反応便・残便感の有無の確認　バイタルサインの測定，記録
8:00	家族に挨拶・説明：手術室への出発時間，手術予定時間，術中の待機場所，待機場所を離れるときの連絡方法，手術終了間近に術者から説明があること，術後の面会時間についてなど 排尿・排便を促す 手術衣への更衣：下着はすべて脱いでもらう，弾性ストッキング着用 眼鏡，時計，指輪，義歯，かつらなどをはずしてもらう ぐらつく歯がないか確認し，あれば手術室に引き継ぐ（気管挿管で喉頭展開するときに万一歯が抜けてしまうと，誤嚥のおそれがあるため） 患者さんが準備している術後物品をわかるところに出しておいてもらう
8:20	患者さんと手術部へ移動 ➡ 3 家族は病棟で見送り
8:30〜	手術部入口で，手術が行われる部屋に電話連絡 術者と麻酔科医，手術部看護師が担当患者さんを確認：患者さんに名乗ってもらう，リストバンド確認 手術承諾書および血液型と感染症データを確認 患者さんは，術者と麻酔科医，器械出し看護師とともに手術室内へ移動 病棟看護師は，手術部外回り看護師へ引き継ぎ ➡ 4　持参品をわたす （午後から手術の場合は，当日午前中に500mLの点滴静脈内注射を実施）➡ 5 その後，帰室後の部屋の準備

※ 1 〜 5 について，次ページから具体的に説明していきます．

1 除毛について

以前は，カミソリ（剃刀(ていとう)）を用いて剃毛していましたが，カミソリで剃ると術創部の皮膚表面を傷つける（下写真）ということで，近年は，ガードのついた電気カミソリ（例：サージカルクリッパー）で除毛するのが一般的です．

〈除毛の目的〉

除毛を術前に行う目的は，以下のとおりです．

- 手術予定部位とその周辺の剛毛・長毛を除去し，手術時の皮膚の消毒効果を高め，術後の創感染を予防する
- 開創時に毛が体内に入ることを防ぐ
- 手術操作の容易化
- 点滴刺入部・心電図電極装着部などが毛深い場合は除毛し，その装着部位の固定をスムーズにする
- 対極板装着部位が毛深い場合は除毛し，対極板の密着不良による装着部位の発赤や熱傷を防ぐ

■ 剃毛後の皮膚表面

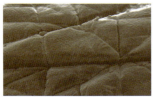
カミソリ

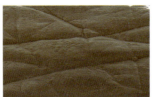
サージカルクリッパー

（画像提供：株式会社インターメドジャパン）

〈必要物品〉

■ 各種サージカルクリッパー

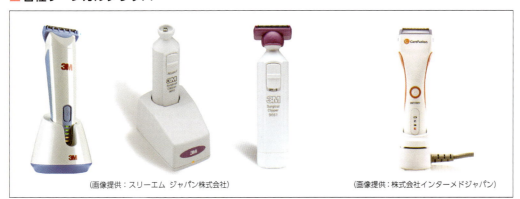

（画像提供：スリーエム ジャパン株式会社）　　（画像提供：株式会社インターメドジャパン）

ごみ入れ用ビニール袋

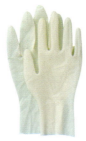
ゴム手袋

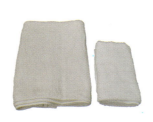
必要時タオル

> 充電タイプの除毛器を使用する場合，何時間の充電で何分間使用可能かを確認し，事前に充電しておきます．

〈除毛方法〉

①術創・ドレーン挿入予定部位を理解したうえで除毛部位の指示伝票を確認し，患者さんに説明する．

②除毛部の皮膚が乾燥していることを確認する．蒸しタオルで拭いた直後や汗で湿っている場合はブレード（刃）の滑りが悪くなるため，皮膚が汗ばんでいるときは，乾いたタオルで拭く．

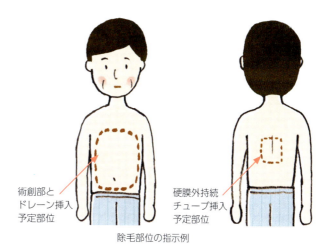

術創部と
ドレーン挿入
予定部位

硬膜外持続
チューブ挿入
予定部位

除毛部位の指示例

③新しい替えブレードを装着する．

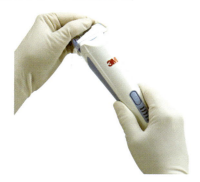

④皮膚に替えブレードを押しあてて除毛する．

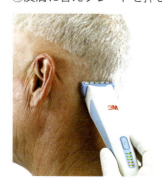 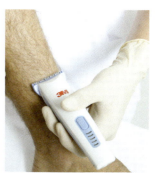

⑤使用後のブレードはバイオハザードマークつきの廃棄容器に捨てる．

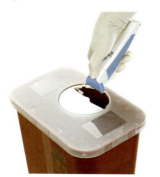

（画像提供：スリーエム ジャパン株式会社）

■ 注意点

①医師が指示した除毛範囲を守る．必要最小限除毛し，広範囲にやりすぎない．産毛は除毛しなくてよい．

②術後の創感染につながらないように原則としてカミソリは使用せず，皮膚への傷予防のガードつき電気カミソリを使用する．

③除毛剤はかぶれる場合があるので，術前の除毛では避ける．

④手術直前または前日に行う．

⑤不必要な露出を避けてプライバシーを守り，患者さんに心理的負担をかけない．

⑥ブレードは患者さんごとに取り換え，院内規定に定められた廃棄容器に捨てる．

⑦開腹手術の場合は，臍部（さいぶ）の汚れもとる．

開腹術の場合の臍部処置

臍のゴマが取りにくい場合は，除毛しているあいだ，臍部にオリーブ油をつけた綿球をあてておき，ゴマが取りやすくなってから細い綿棒で掃除します．そのあと石けんで清拭し，入浴時にさらに洗ってもらいます．

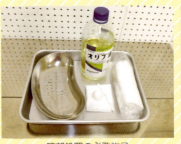
臍部処置の必要物品

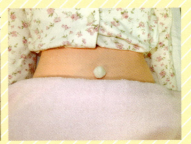
臍部にオリーブ油をつけた綿球をあてる

2 浣腸

〈術前浣腸の目的〉

浣腸を術前に行う目的は，以下のとおりです．

- 術後まもない時期の排便を防ぎ，術後の安静を保つ
- 術中の便失禁予防
- 消化管手術時の術中創部の汚染防止
- 消化管手術時の術後の腸管吻合部の安静・縫合不全の予防や術後の腸管麻痺の予防

> 手術患者さんの浣腸でとくに注意が必要なケースは，肛門や直腸腫瘍などの手術をする患者さんです．そのような患者さんの場合には，患部の位置を把握して浣腸を実施しなければなりません．たとえば，肛門から何cm奥の何時方向に直腸の腫瘍があるのかを医師やカルテから把握しておきます．管にはしっかり潤滑油を塗り，ゆっくり管を入れ，患部を傷つけないように配慮します．

〈大腸の解剖と浣腸〉

大腸は，虫垂・盲腸，上行結腸，横行結腸，下行結腸，S状結腸，直腸からなっています（図21）．

浣腸の管の挿入の長さは，注入液の保留を可能とするために肛門管（2.5〜5cm）を超える長さで，かつ直腸（15〜20cm）を通り越してS状結腸を傷つけないよう，10cmを超えないようにする，つまり「6〜10cm」挿入する，とこれまでいわれてきました．しかし2007年に公益財団法人日本医療機能評価機構から，医療安全情報として「グリセリン浣腸実施に伴う直腸穿孔」が全国に報告されました．それを受けて，浣腸時に挿入する管は，直腸の長さだけでなく直腸内のヒダの位置を考慮することと，トイレで立位で行うと直腸の収縮や形態の変化のおそれがあるため，「立位では行わない」「原則どおり左側臥位で行う」「管は7cm以上入れない」ことが，看護協会などから指導されるようになりました．

肛門管の長さは2.5〜5cmですので，5cmよりは長くないと浣腸液の保留が困難になるおそれがあります．したがって，現在，安全な管の挿入の長さは，「5〜6cm」が一般的になっています．なお，市販の浣腸器の管の長さは約16cmもありますので，くれぐれも入れすぎないように気をつけましょう．

最近のグリセリン浣腸器の管は，目盛り・ストッパー・潤滑油つきで販売されていますので，それらを役立てて安全な浣腸を実施します．

図21 下部消化管の解剖（体前面から見た図）

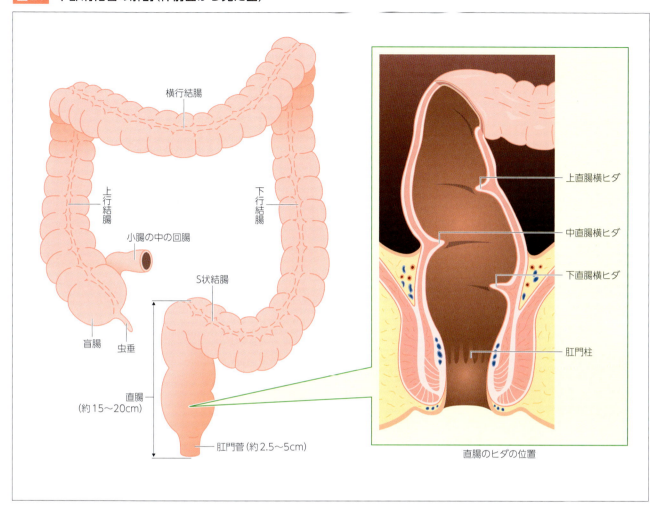

■ 浣腸の禁忌

①腹腔内炎症・腸管内出血，腸管穿孔がある，またはそのおそれがあるとき
　➡通常グリセリンは腸粘膜から吸収されないが，腸粘膜が損傷している場合や損傷させた場合，傷口からグリセリン液が吸収されて，血液中の赤血球破壊による溶血や，腎不全を起こすおそれがある．

②直腸，結腸などの下部消化管術後の患者
　➡液の注入刺激と蠕動運動亢進により腸管縫合部の離開（哆開(しかい)）のおそれがある．

③悪心・嘔吐，激しい腹痛などで急性腹症が疑われる場合

④重症の高血圧（収縮期180mmHg以上など），動脈瘤・心疾患がある患者

⑤頭蓋内圧亢進症状がある患者

⑥全身衰弱が強い患者
　➡強制排便による衰弱状態の悪化やショックのおそれがある．

###〈グリセリン浣腸〉

グリセリン浣腸では，主に直腸およびS状結腸の固形化した便を軟らかく滑りやすくして排出します．

必要物品

① 処置用シーツ
② 指示された量の50％グリセリン浣腸器（40〜41℃）
③ ペアン鉗子（逆流防止機能があれば不要．浣腸器にストッパーがある場合は目盛りを6〜7cmにセットしておく）
④ グリセリン液を温めるためのお湯
⑤ トイレットペーパー（管を抜くとき肛門にあてる分を切って準備しておく）
⑥ 潤滑油（写真にはオリーブ油を置いてあるが，潤滑油つき浣腸器の場合は不要）
⑦ 手袋とエプロン
⑧ ビニール袋か膿盆

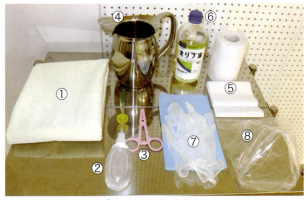

グリセリン浣腸の必要物品

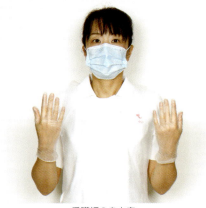

看護師の身支度

図22 グリセリン浣腸の効果

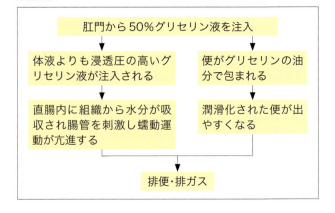

実施方法と留意点

① グリセリン浣腸液を40〜41℃に温める．直腸やS状結腸の熱傷を避けるためそれ以上熱くしない．

腸粘膜を適度に刺激し，心地よいとされる推奨温度は41℃です．直腸温より低すぎると，末梢血管が収縮して血圧上昇のおそれがあり，43℃以上になると粘膜損傷・熱傷のおそれがあるので気をつけます．

② 余分な空気を抜く（空気の注入は不要なため）．

③ ストッパーを先端6〜7cmにセットし，先端から5〜6cmまで，直腸粘膜の損傷を避けて，管がスムーズに入るようにするため潤滑油を十分塗る．最近は，キャップ内に潤滑油がついている浣腸器もある．

④ 患者さんに左側臥位で膝を曲げてもらう（**図23**）．立位では行わない．臥位にすることで，直腸が縮むことを避けられ，左側臥位にすることで浣腸液が入りやすくなる．

⑤ 肛門を露出する．不必要な肌の露出を避ける．

⑥ 口を開けてゆっくりと楽に呼吸してもらうように説明し，管を安全な長さとされる「5〜6cm」挿入する．

⑦グリセリン液を注入する．一般的な注入速度は，50mLを約15秒間（120mLでは，36秒間程度）．

⑧トイレットペーパーをあてて管を抜き，トイレに行ってもらう．注入後3～5分間は排便を我慢してもらう．

⑨反応便の量を確認する．前日の下剤の反応便の量と比べて少ない場合は，主治医に連絡し指示を仰ぐ．残便感のないことを確認する．

排便に伴い血圧変動などが起こることがあるので，液注入中やトイレでの排泄時間が長いときなど，ときどき声をかけて気分を確認します．ただし，頻繁な言葉がけは，患者さんが落ち着いて排泄できなくなるので注意しましょう．

「3分間程度では便がグリセリンで軟化しないので，10分間我慢させる」という意見もありますが，浣腸後10分間の我慢は，現実的には苦痛で困難を伴います．便は軟化までしなくても，グリセリンの油分に包まれて滑りやすくなります．我慢のさせすぎで血圧などの変動が起こらないように気をつけます．

図23 グリセリン浣腸を実施するときの体位（左側臥位）

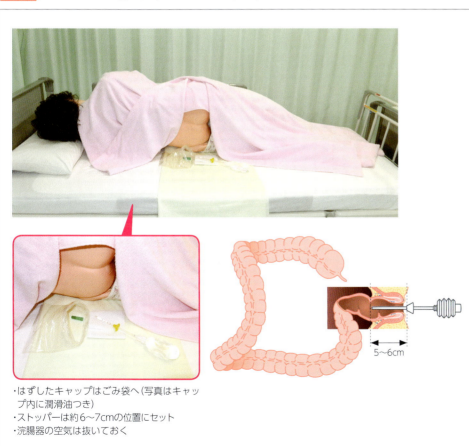

挿入時にキャップをつけたまま直腸に注入した事故や，ストッパーまで直腸に注入した事故が複数件報告されているので，注意しましょう．

- はずしたキャップはごみ袋へ（写真はキャップ内に潤滑油つき）
- ストッパーは約6～7cmの位置にセット
- 浣腸器の空気は抜いておく

〈高圧浣腸〉

高圧浣腸は，肛門から微温湯などを大量（500～1,000mL）に注入する方法で，排便・排ガスを促すと同時に腸内を洗浄（洗腸）する目的で行われます．腸内に残渣を残したくない場合，たとえば，大腸の手術の前処置などで行われることがあります．

グリセリン浣腸より量が多く，500mLで下行結腸まで，1,000mLで横行結腸（ないし上行結腸のうえの一部）までの洗浄が可能とされ，上行結腸以降の洗浄は難しいとされます（図24）．

しかし，一気に500～1,000mL入れることは患者さんの便意が出現するのでなかなか難しく，無理な注入は危険です．便意が自制できないときは，高圧浣腸の途中でいったん中止し，排便してもらいます．高圧浣腸は，グリセリン浣腸以上にバイタルサイン（とくに血圧）などの変動に留意して行わなければなりません．

1,000mLでも上行結腸の洗浄が困難なので，小腸はおのずと無理ということですが，そもそも小腸から大腸への移行部は回盲弁が逆流防止弁としての働きをしますので，小腸内を肛門からの高圧浣腸によって洗浄することはできません．小腸は，栄養が吸収される部位でもあるので，栄養が出てしまわないように人間の体の構造はうまくできあがっているというわけです．

図24 高圧浣腸の注入量と洗浄できる範囲

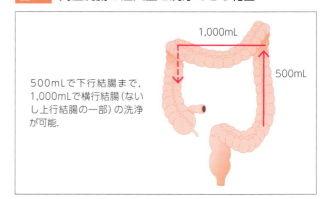

500mLで下行結腸まで，1,000mLで横行結腸（ないし上行結腸の一部）の洗浄が可能．

必要物品

①スタンド　②イルリガートル
③接続管
④ペアン鉗子をつけた直腸管（10～15号　ネラトンカテーテル　※ネラトンカテーテル15号の外径は約8.5mm）
⑤潤滑油とガーゼ
⑥指示された液（写真は微温湯500mL）
⑦トイレットペーパー
⑧ビニール袋をかけた膿盆
⑨手袋とエプロン　⑩処置用シーツ

イルリガートル（②）には，接続管（③）を取りつけ，先端に直腸管（④）を接続します．

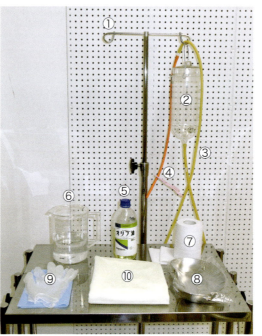

高圧浣腸の必要物品

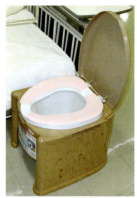
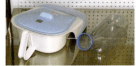

ポータブルトイレや便尿器（必要時）

実施方法と留意点

①指示液（微温湯など）を40〜41℃に温める．直腸やS状結腸の熱傷を避けるためそれ以上は熱くしない．

②イルリガートルに接続管と直腸管を取りつけ，直腸管の先端をペアン鉗子で留め，イルリガートルに液を入れる（図25）．

③ペアン鉗子をはずし，管内に液を満たして空気を抜く．

④直腸管の先端から6〜7cmの位置をペアン鉗子で留め，直腸粘膜の損傷を避けて管がスムーズに入るようにするため，先端部に潤滑油を十分塗る（図26）．

⑤患者さんは左側臥位で膝を曲げてもらう（図26）．立位で行わない．

⑥肛門を露出する．不必要な肌の露出を避ける．

⑦口を開けてゆっくりと楽に呼吸してもらうように説明し，管を安全な長さとされる「5〜6cm」挿入する．

図25 イルリガートルに液を入れる

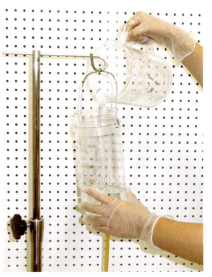

図26 高圧浣腸を実施するときの体位（左側臥位）

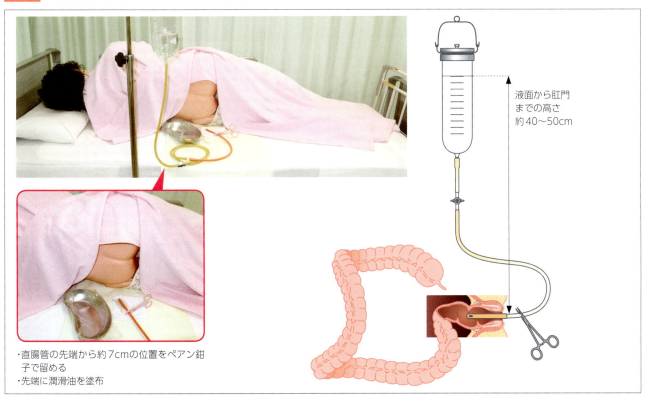

- 直腸管の先端から約7cmの位置をペアン鉗子で留める
- 先端に潤滑油を塗布

液面から肛門までの高さ 約40〜50cm

⑧指示された量の注入液（例：500〜1,000mLの微温湯）を入れるが，注入途中で患者さんが排便をしたいと訴えた場合，注入をいったん中断し排便してもらう．無理に入れると血圧変動などの問題が生じるので気をつける．

⑨反応便の量を確認する．前日の下剤の反応便の量と比べて少ない場合は，主治医に連絡し指示を仰ぐ．残便感のないことを確認する．

> 排便に伴い血圧変動などが起こることがあるので，液注入中やトイレでの排泄時間が長いときなど，ときどき声をかけて気分を確認します．ただし，頻繁な言葉がけは，患者さんが落ち着いて排泄できなくなるので注意しましょう．

3 患者さんと手術部へ移動

手術部までの患者さんの移動方法は，かつてストレッチャー移送だったものが，車椅子移送へ変わり，そして，近年は歩行での移動が増えています．

その理由としては，執刀の約1時間前に前投薬として副交感神経抑制薬の劇薬アトロピン硫酸塩水和物（アトロピン硫酸塩®）や普通薬で精神安定剤のヒドロキシジン塩酸塩（アタラックス®-P）を病棟で筋肉注射していたのが，行われなくなったからです．

近年は，アタラックス®-Pは術前に注射することがほとんどなくなり，アトロピン硫酸塩®は手術室で手術直前に管注するようになりましたが，それも行われなくなっています．管注投与になったので患者さんは，痛かった術前の筋肉注射からは解放されることとなりました．

ただし，手術を受ける患者さんの健康状態や精神状態はさまざまです．術前禁飲食期間が長い，さらに下剤・浣腸をして体力消耗が激しい，睡眠不足で緊張感が強いなど，患者さんの状況によって，車椅子で移送するなど，安全で安心な移動方法を選ぶことが大切です．

図27 患者さんの手術部への移動方法の変化

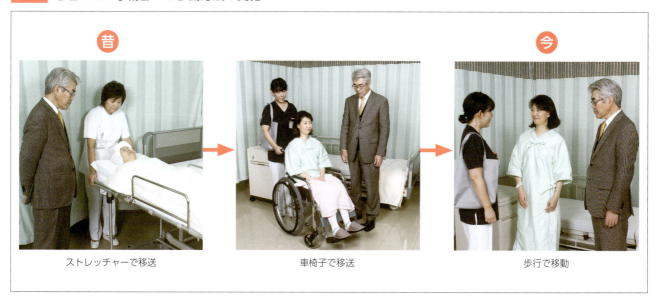

ストレッチャーで移送　　車椅子で移送　　歩行で移動

4　病棟看護師から手術部外回り看護師への引き継ぎ

　病棟看護師は，病院指定の記録や電子カルテに基づいて，手術部外回り看護師へ引き継ぎを行います．

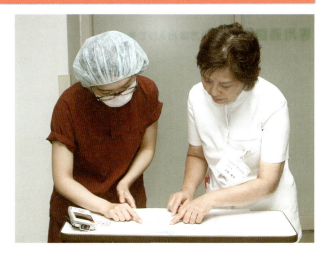

■ 引き継ぎの主な内容

①病棟名，患者氏名，年齢，性別，疾患名
②手術承諾書，身体拘束同意書，輸血・血液製剤使用の同意書などへのサインに不備がないか
③血液型とその判定伝票，輸血を申し込んでいる場合は輸血の種類と単位数，血液型や名前のリストバンドの装着部位（手術に支障のない部位）
④感染症やアレルギーの有無
⑤術前処置
⑥禁飲食の開始はいつからか
⑦術前日の下剤服用と術当日の反応便の量，残便感の有無
⑧術部のマーキング
⑨除毛の実施部位
⑩術前日の睡眠薬服用の有無と熟睡感
⑪術前日や当日のネブライザーの実施
⑫術前の全身状態で伝えておくべきこと
　例）検査データで異常値を示しているもの，手術に影響するような既往歴や治療（手術歴，降圧薬や抗凝固薬やステロイド薬，抗がん薬などの薬物治療など）
⑬現在行っている処置
　例）何の点滴を残り何mLでどの部位から落としているか，静脈留置針は何ゲージか（術中輸血予定の場合，輸血ができるサイズであるか），硬膜外持続チューブが前日に挿入されている場合は，胸椎あるいは腰椎の何番と何番のあいだから何cmの深さで何cm上方に入っているのか，など
⑭手術部にわたす持参品の引きわたし
　例）最新のX線フイルム，開胸術なら低圧持続吸引器，ストーマ（人工肛門）造設予定ならストーマパウチなど

5 午前中に点滴を行う場合

前日夕食以降禁食，さらに24時以降禁飲水となった患者さんが午後手術のときは，多くの場合，脱水予防のため午前中に1本目の点滴（500mL）を終えてから2本目をつけて手術室に入室します．

そのときの点滴の一般的な準備は，以下のとおりです．

①**医師が指示した補液**

②**点滴セットは成人用セット（スタンダード型）**
※点滴筒内の滴下口の規格は1mL＝20滴

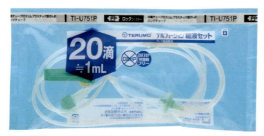

成人用点滴セット

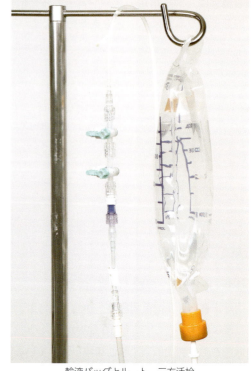

輸液バッグとルート，三方活栓

③**管注・側注のための閉鎖式三方活栓2個**
麻酔の導入では，静脈麻酔薬と筋弛緩薬を管注します．血圧低下などのときにも薬液吸収速度の速い管注で静脈内投与をし，抗菌薬の側注も術中行いますので，管注・側注ルートは必要です．

④**延長チューブをつける**
ルートは長めに！

⑤**静脈留置針**
万一輸血が必要となったときのために，針は20G（ゲージ）を選択しておきます．

⑥**切れにくいテープでしっかり固定**

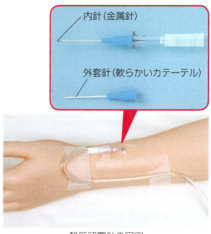

静脈留置針の固定

術中点滴が漏れないためには，静脈留置針を選択し，確保する静脈は関節部位を避けます．
一般的に手術室での点滴は，利き手ではない側（多くは左手）の前腕の橈側皮静脈から行います．

MEMO

術後の部屋に準備するもの

1 帰室後の部屋に準備しておくもの

　患者さんを手術部に送り出したあと，病棟看護師は患者さんのベッドや部屋に術後の必要物品を用意します．

〈部屋に準備しておくもの〉

①血圧計・体温計，パルスオキシメーターなど
➡バイタルサインの観察のため

②心電図モニター，心電図の送信機，電極シール
➡心室細動や危険な不整脈，虚血性心疾患の早期発見のため

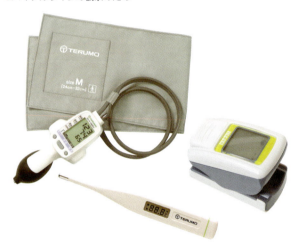
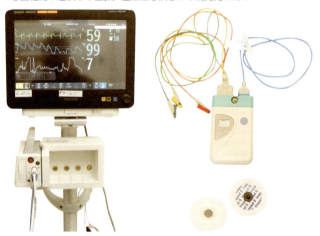

③輸液ポンプと輸液セット
➡持続点滴の正確な投与管理のため

④間欠的空気圧迫装置本体，接続チューブ，左右のスリーブ（下腿用）
➡深部静脈血栓症，肺塞栓症予防のため

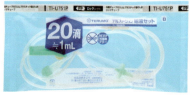
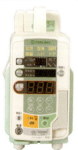
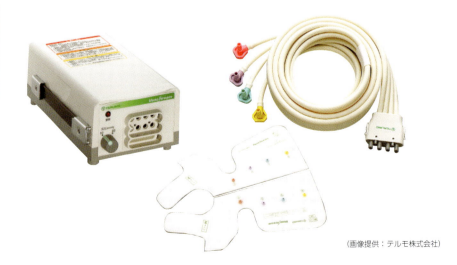

（画像提供：テルモ株式会社）

⑤酸素マスクや鼻腔カニューレなど，酸素流量計と加湿器
➡低酸素血症の予防と麻酔からの覚醒促進のため

⑥一時吸引器，吸引チューブなど
➡自力での喀痰出困難時に使用

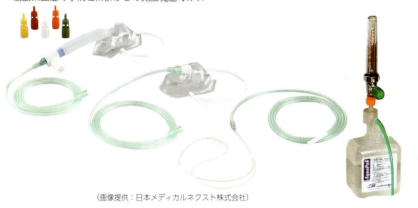
(画像提供：日本メディカルネクスト株式会社)

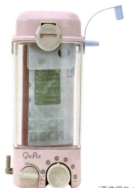
(画像提供：大研医器株式会社)

⑦医療機器使用時用延長コード（アースつき3Pコンセント）
➡各種医療機器をつなぐため

⑧電気毛布
➡術後の保温のため

⑨ゴム手袋
➡尿やドレーンなどの処理時の感染予防のため

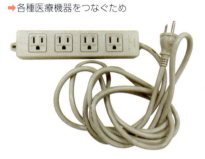

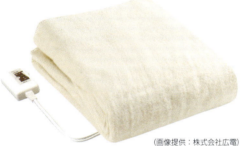
(画像提供：株式会社広電)

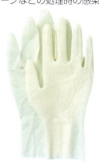

⑩ガーゼ，綿棒，ガーグルベースン，吸い呑み
➡脱水で口渇を訴えられたら口腔内を湿らせる，口腔ケア，含嗽，万一の嘔吐のときのため

⑪ライン固定補助テープ
➡膀胱留置カテーテルや胃管などの固定のため．手術室で簡易的に固定されている場合は留め直す

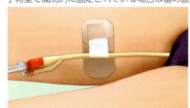
(画像提供：アルケア株式会社)

⑫枕
➡全身麻酔後の場合，帰室後は気道確保のため枕をしない．ただし患者さんが楽でないと訴えた場合は，低めの枕かバスタオルをあてる．しっかり覚醒したことを確認してから枕を頭にあてる．

⑬日常生活用品（洗面道具やティッシュ，下着，腹帯や胸帯の替えなど）
➡患者さんに術前に準備しておいてもらう

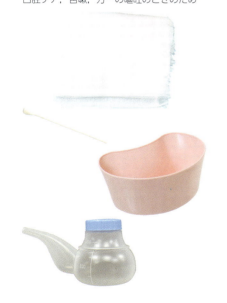

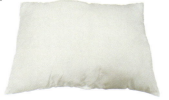

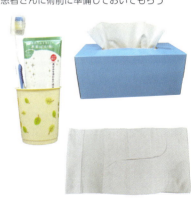

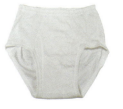

Part❶ 基本的な周手術期看護

2 術後ベッドの準備とその根拠

ここでは，病室のベッドで患者さんを手術部に迎えに行くことを想定して説明します．

患者さんの術式などによって多少の違いはありますが，一般的な術後ベッドの準備例を説明します．

図28 術後ベッドの準備

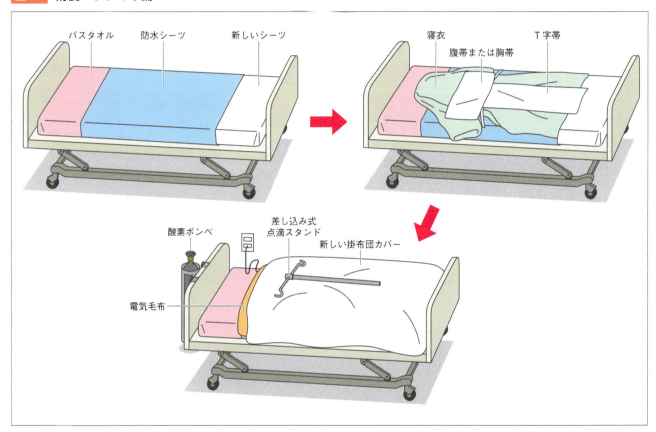

①シーツは新しいものに交換し，その上に防水シーツを敷く．

術創部・ドレーンからの出血・滲出液や膀胱留置カテーテル，包帯交換時などの汚染に備えて防水シーツを敷いておきます．シワがなく，崩れにくいように準備します．

②枕ははずしておく．

枕カバーは新しいものに交換し，ベッドからはずして部屋に置いておきます．術直後は覚醒が完璧とはいえないので，一般的に，全身麻酔後の患者さんを手術部に迎えに行くときには，気道確保のために枕をはずします．

③頭側にバスタオルを敷く．

麻酔薬・筋弛緩薬の副作用や手術侵襲による嘔気・嘔吐に備えてバスタオルを頭の下に敷きます．万一，汚染したときにはバスタオルだけの交換で済みます．

④体格の大きい患者さんや手術侵襲が激しくラインがたくさん入っている患者さんであれば，体の下にもバスタオルを敷く．

体位変換やベッド上の移動を簡単にするために，必要時には体の下にもバスタオルを敷きます．

⑤浴衣式寝衣で，平常よりワンサイズ大きめのものを広げておく．寝衣の上には，開胸術なら胸帯，開腹術であれば腹帯，膀胱留置カテーテルが入る場合はT字帯を広げておく．

浴衣式なら前面がはだけるので，全身の観察や各種処置がしやすくなります．また，着替えがしやすく，ウエストを締めつけずに済み，膀胱留置カテーテルの屈曲を防ぐという利点もあります．

サイズを大きめにするのは，疼痛，点滴，ドレーン挿入などのため体動しにくい患者さんが少しでも脱着しやすいようにするためです．

胸帯や腹帯の目的は，創部にあてたガーゼの被覆・固定・保護と，創部を適度に圧迫固定することです．

T字帯はパンツよりゆとりがあるため，膀胱留置カテーテルの屈曲も防げます．

⑥電気毛布または電気アンカや湯たんぽでベッドを温めておく．

術後は，全身麻酔の影響などから一般的に患者さんの体温が低下するためです．

低温熱傷に注意

患者さんが帰室した当日は，覚醒したといっても朦朧としている場合があります．帰室した患者さんが寒気を訴えなければ，電気アンカや湯たんぽはすぐにはずします．保温が必要ならば，掛け物を増やしたり，電気毛布をかけます．アンカや湯たんぽなら"低温熱傷"を起こさないようにカバーで十分覆い，体に密着させないようにします．

⑦掛布団カバーを交換する．

術後，下腿に静脈血栓症予防の間欠的空気圧迫装置を装着し，末梢の冷感の観察をしますので，足元の観察ができるように掛け物の足元は入れ込みません．

⑧酸素吸入の準備

術直後は，創痛に伴う浅呼吸や，出血による貧血で低酸素症のおそれがあるため，その改善・予防のほか，麻酔からの覚醒を促すために，酸素吸入の準備をします．ボンベ架台に入れた酸素ボンベをベッドにかけ，圧力計・流量計をつけて，使用が予測される酸素マスクか鼻腔カニューレを準備します．酸素ボンベの残量が手術部からの搬送時間に不足しないかも計算し，不足するおそれがあれば，新しいボンベに交換しておきます．
（酸素ボンベの残量計算方法：p.72〜74）

全身麻酔術後の脱水・口渇に注意

酸素流量指示が少量であっても加湿瓶には蒸留水か精製水を規定量入れておきます．

全身麻酔術直後の患者さんは脱水傾向にあり，ほとんどの患者さんが帰室時にかなりの口渇を訴え，舌が口腔内にへばりつくくらいのつらさを訴えます．そのため，酸素投与により口腔内の乾燥を助長させないように配慮します．

加湿用の水は，手術により体力を消耗し感染への抵抗力が落ちている患者さんに配慮し，清潔な蒸留水・精製水などを用意します．

⑨差し込み式点滴スタンドなどを準備する．

3 術後ベッド作成の実際

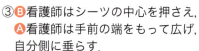看護師2人（Ⓐ，Ⓑ）で行う例を示します．

①汚れたシーツを取り除き，ほこりをとる．

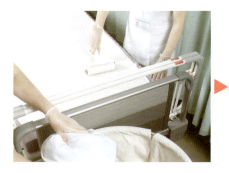

②縦長1/4に畳んだきれいなシーツをベッド上に置く．

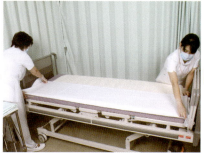

③Ⓑ看護師はシーツの中心を押さえ，Ⓐ看護師は手前の端をもって広げ，自分側に垂らす．

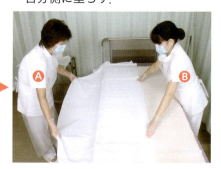

④Ⓐ看護師がシーツを押さえ，Ⓑ看護師は自分側のシーツ半分を引いて垂らし，シーツをベッド上に均等に広げる．

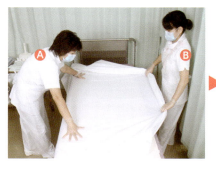

⑤Ⓐ・Ⓑ看護師は，ベッド頭側の両サイドに立ち，頭側のシーツの端をマットレスの下に入れ込む．

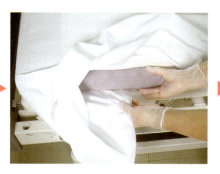

⑥シーツの端をもって写真のように垂直に折り目をつける．

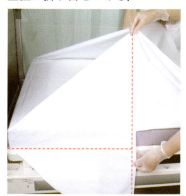

⑦マットレスの下に垂れている部分を入れ込む（マットレスを高く上げすぎないように注意する）．

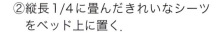

⑧ベッド上のシーツを点線から折っておろし，マットレスの下に入れ込む．

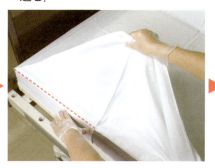

角のシーツの折り目が整った三角になる．

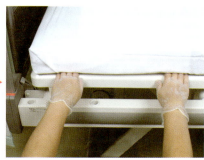

⑨ Ⓐ・Ⓑ看護師はベッド足元に移動して，対角線上にシーツを引っ張りシワをなくし，頭側と同様に足元の角を整える．

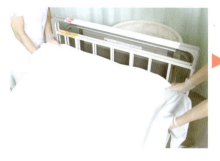

⑩ 両サイド中央のシーツを引っ張り，ベッド上のシワを伸ばし，マットレスの下に入れ込む．

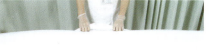
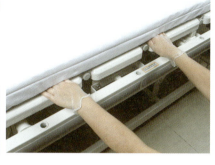

⑪ 嘔気・嘔吐に備えて頭側にバスタオルを敷く．

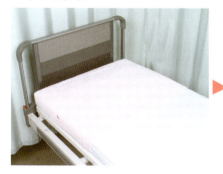

⑫ 創部やドレーン，膀胱留置カテーテル挿入部あたりに防水シーツを敷く．

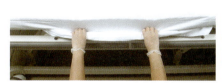

⑬ 患者さんの脱着が楽なようにワンサイズ大きめの寝衣を準備する．

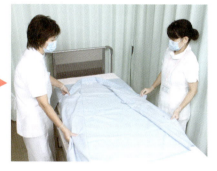

⑭ T字帯を広げる
ウエストの位置に腰ひもがくるように置く．

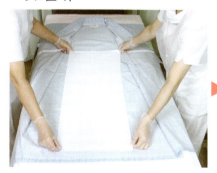

⑮ 胸帯あるいは腹帯など必要なものを，装着位置を考えて広げる．
胸帯のたすきは患側に置く．

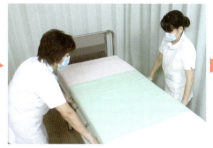

⑯ 枕カバーを交換する．
全身麻酔の術直後は，気道確保のために枕をはずすので，枕はベッド上ではなく椅子などに置いておく．

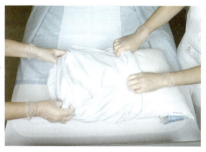

⑰ ベッド周囲のほこりを拭きとる．

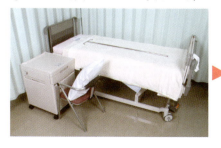

⑱ ベッド全体を電気毛布で温める．電気毛布がなければ上半身と足元をアンカや湯たんぽで温める．手術が終わり，患者さんを手術部に迎えに行くときにベッドが温まっているように，手術予定時間を考慮して温めを開始する．手術部に迎えに行くときは，アンカや湯たんぽは熱傷の危険防止のためはずす．

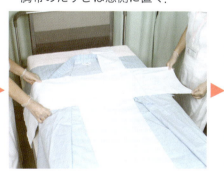

※その他注意事項
・ベッドの高さは搬出しやすい高さまで上げておく．
・点滴スタンドや酸素ボンベなどベッドまわりに必要なものを準備する．

4 術式別のベッドの準備

〈例① 全身麻酔・開胸術後〉

- 酸素流量計・加湿器を中央配管に接続し，酸素が流れることを確認しておく．
- 痰の自力喀出ができない場合を考え，念のため吸引器を準備しておく．
- ナースコールは帰室後，患者さんの手の届く位置に置く．
- 低圧持続吸引器は，患者さんが手術室に入室するときに手術部に届けておく．
- 膀胱留置カテーテルやドレーンの接続管・排液袋は，手術室からついてくるものを使用する．
- ベッドの高さは，手術部から病棟への搬送時は移送しやすいように高くし，帰室後に低くする．
- 帰室後，患者さんの手の届く位置にティッシュやごみ袋を準備する．

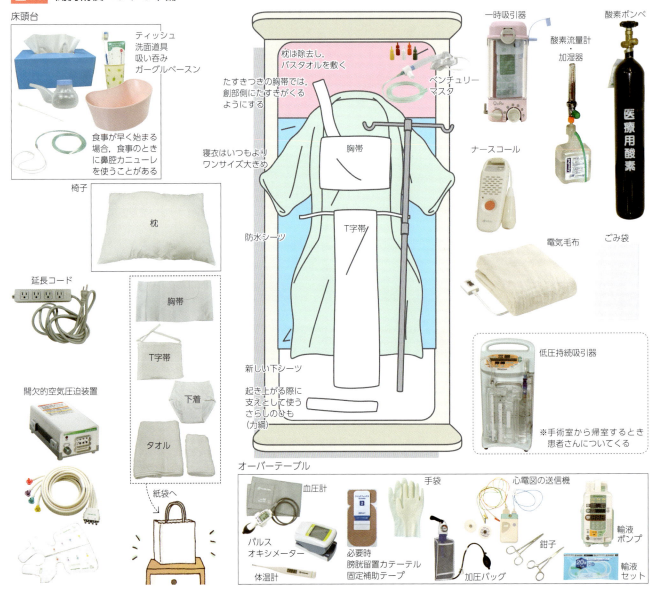

図29 開胸術後ベッドの準備

〈例② 全身麻酔・開腹術後〉

- 酸素流量計・加湿器を中央配管に接続し，酸素が流れることを確認しておく．
- ナースコールは帰室後，患者さんの手の届く位置に置く．
- 膀胱留置カテーテルやドレーンの接続管・排液袋は，手術室からついてくるものを使用する．
- ベッドの高さは，手術部から病棟への搬送時は移送しやすいように高くし，帰室後に低くする．
- 帰室後，患者さんの手の届く位置にティッシュやごみ袋を準備する．

図30 開腹術後ベッドの準備

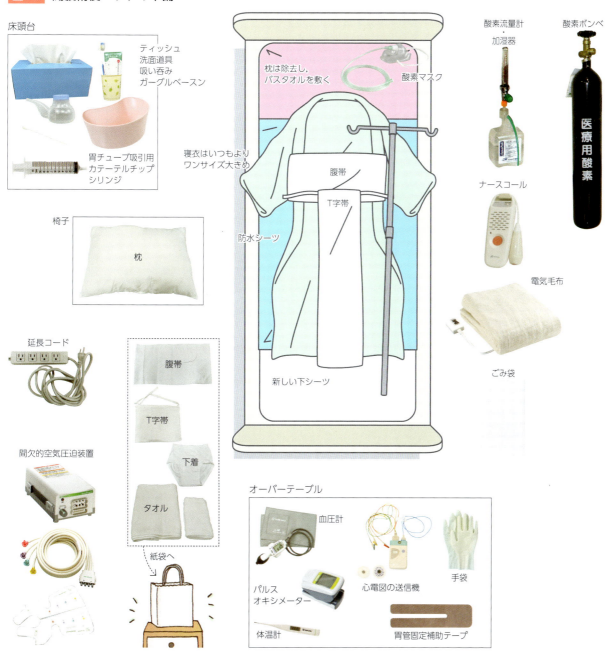

〈例③ 全身麻酔・甲状腺切除術後〉

- 酸素流量計・加湿器を中央配管に接続し，酸素が流れることを確認しておく．
- ナースコールは帰室後，患者さんの手の届く位置に置く．
- 膀胱留置カテーテルやドレーンの接続管・排液袋は，手術室からついてくるものを使用する．
- ベッドの高さは，手術部から病棟への搬送時は移送しやすいように高くし，帰室後に低くする．
- 帰室後，患者さんの手の届く位置にティッシュやごみ袋を準備する．

図31 甲状腺切除術後ベッドの準備

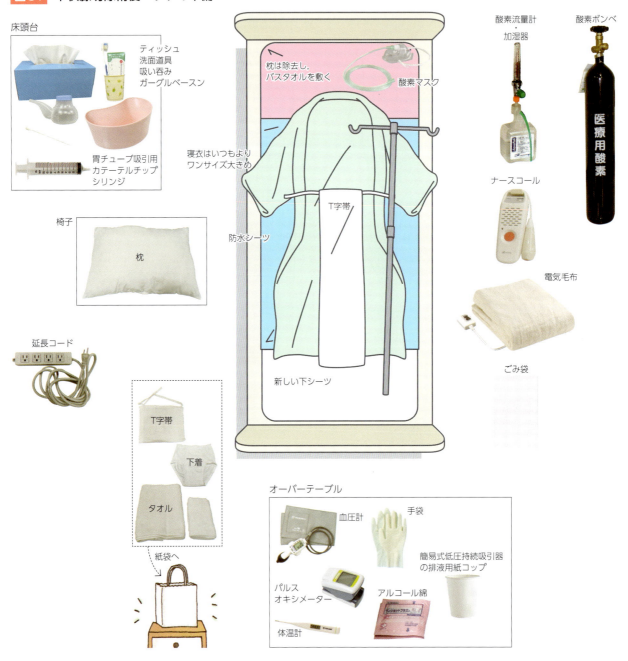

5 酸素ボンベの準備

写真1 酸素の配管とボンベの色

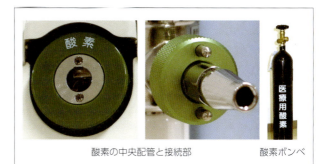

酸素の中央配管と接続部　　酸素ボンベ

〈酸素ボンベの色と中央配管口・配管の色〉

　酸素ガスが病室で流れ出てくる中央配管口と配管の色は「緑」ですが，酸素ボンベの色は「黒」（**写真1**）．緑色のボンベは二酸化炭素ボンベです．酸素は配管の色とボンベの色が違うので，とくに注意が必要です．

〈酸素ボンベのサイズと中に充填されている酸素量〉

　酸素ボンベのサイズにはいくつか種類がありますが，病院で使用する医療用酸素ボンベの多くは，容量3.4Lに対し500Lの酸素が詰め込まれている細型ボンベです．酸素吸入が必要な患者さんの搬送時，たとえば，手術を終えた患者さんが手術部から病棟に戻るときなどに用います．現在は多くの病院で中央配管設備が整い，大きなボンベを見かけることが少なくなっていますが，いまも中央配管設備がなく大きな酸素ボンベを使用している施設もあります．小さいものでは，携帯用の酸素ボンベがあります．

図32 主な酸素ボンベのサイズおよび満タン時の酸素充填量

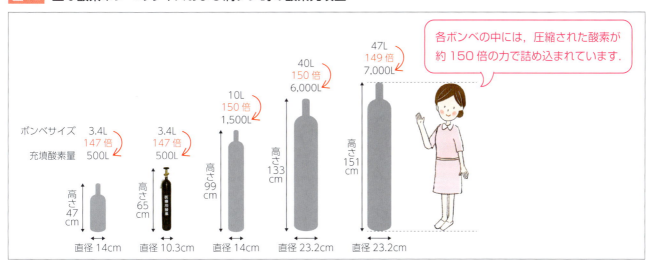

〈酸素ボンベのサイズの確認〉

　酸素ボンベのサイズは，本体上方に刻印されています．**写真2**は，使用頻度の高い「V3.4」の酸素ボンベです．Vはvolume（体積）の頭文字で容量3.4Lを表します．

写真2 酸素ボンベの容量

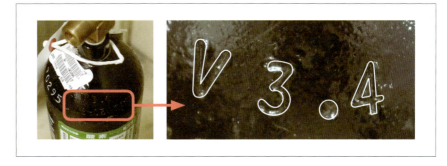

〈ボンベの中に充填されている酸素量の確認〉

容器の中に入っている酸素量は，ボンベのラベルで確認します．

写真3は，多くの病院で使われている酸素ボンベのラベルで，3.4Lの容器の中に「500L」もの酸素が圧縮されて入っています．内容量表示を見ると**写真3**の黄色のラベルには「500L」，緑色のラベルには「0.5m³」とあります．1m³は1,000Lですから「0.5m³＝500L」，つまりどちらにも同じ量の酸素が入っています．

写真3 酸素量の表示

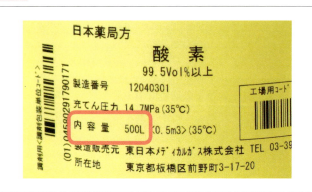
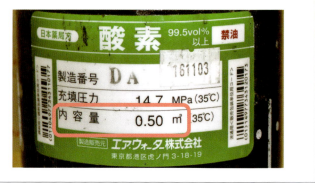

〈酸素ボンベに圧力計と流量計と加湿器を取りつける〉

ボンベ容器には約150倍の力で圧縮された酸素が入っていますから，圧力計をつけないままボンベを開栓するとガスがものすごい勢いで噴出します．そこで，酸素を流すときは，必ず圧力計をつけてから開栓します．開くときは医師の指示量（毎分のL数）に合わせて流量計を動かします．圧力計をつければ，ボンベ内の酸素残量を計算することもできます．

写真4 酸素ボンベの栓

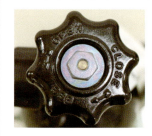
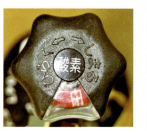

写真5 圧力計とフロート式流量計と加湿器を準備する場合

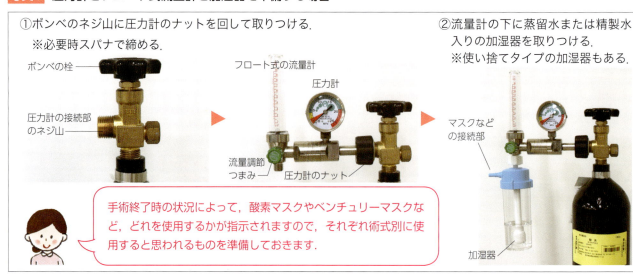

写真6 圧力計とダイヤル式流量計と加湿器を準備する場合

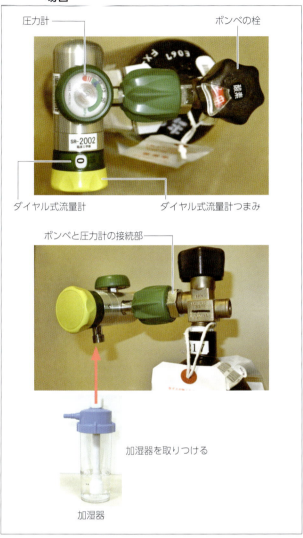

写真7 バルブ一体型流量計つき酸素ボンベを準備する場合

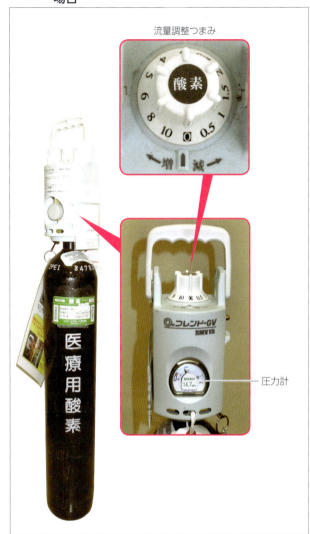

〈ボンベの荷札〉

酸素ボンベの使用開始時には，荷札（**写真8**）の「充瓶」を切り離し，「使用中」にします．（充瓶→使用中）

ボンベの酸素残量が少なくなってきたり，空になった場合には「使用中」を切り離して，「使用済」にします．（使用中→使用済）

写真8 ボンベの荷札

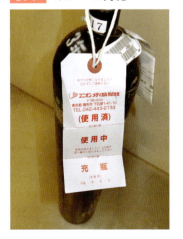

〈圧力計の種類〉

酸素ボンベの圧力計の単位は2種類あります．日本ではこれまで「kgf/cm²」単位の圧力計が使われてきましたが，1992年に世界共通単位として「MPa」単位の圧力計を使用することが採用され，徐々に圧力計が変更されてきています．

看護師国家試験でも2011年（第100回）までは「kgf/cm²」単位の圧力計での酸素ボンベの残量計算が出題されましたが，その後は「MPa」単位の圧力計による計算問題に変わっています．

ただし，臨床の現場では，「kgf/cm²」単位の圧力計を使用している施設がありますので，どちらも使えるようになっておく必要があります．

「kgf/cm²」単位と「MPa」単位の圧力計の関係は，**写真9**を見れば一目瞭然です．10 kgf/cm²≒1 MPa です．

写真9 酸素ボンベの圧力計の単位

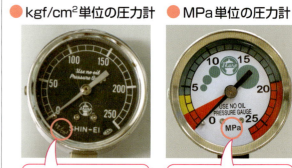

単位の読み方：
重量キログラム・パー・平方センチメートル

単位の読み方：
メガパスカル

〈酸素ボンベ内の残量の計算〉

満タン時に圧力計の針が示す圧

3.4 Lサイズの酸素ボンベには，満タン時に500 Lの酸素ガスが入っていますので，500÷3.4＝約147倍の力＝147気圧＝147 kgf/cm²＝14.7MPa の圧力でガスが入っているということです．つまり，満タン時の針は，147 kgf/cm²，14.7MPaを指します．計算式でいうと以下のとおりです．

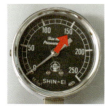

【147kgf/cm²の場合】

$$500L \times \frac{147 \text{ kgf/cm}^2 \text{（現在の圧）}}{147 \text{ kgf/cm}^2 \text{（満タン時の圧）}} = 500L \text{（満タン時の量）}$$

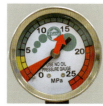

【14.7MPaの場合】

$$500L \times \frac{14.7 \text{ MPa}}{14.7 \text{ MPa}} = 500L$$

例題1 針が100 kgf/cm²，10MPaを示しているときの残量は？

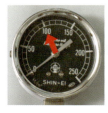

【100kgf/cm²の場合】

$$500L \times \frac{100 \text{ kgf/cm}^2 \text{（現在の圧）}}{147 \text{ kgf/cm}^2 \text{（満タン時の圧）}} ≒ 340L$$

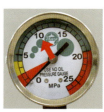

【10MPaの場合】

$$500L \times \frac{10 \text{ MPa}}{14.7 \text{ MPa}} ≒ 340L$$

例題2 針が50 kgf/cm², 5MPaを示しているときの残量は？

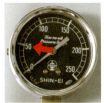

【50kgf/cm²の場合】

$$500L \times \frac{\overset{\text{現在の圧}}{50 \text{ kgf/cm}^2}}{\underset{\text{満タン時の圧}}{147 \text{ kgf/cm}^2}} \fallingdotseq 170L$$

満タン時の量

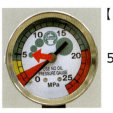

【5MPaの場合】

$$500L \times \frac{5 \text{ MPa}}{14.7 \text{ MPa}} \fallingdotseq 170L$$

★ボンベ内の酸素の残量（L）の計算　その①

$$\text{満タン時の総酸素量（L）} \times \frac{\text{圧力計が現在示している圧（kgf/cm²またはMPa）}}{\text{満タン時の圧力計の圧（147kgf/cm²または14.7MPa）}}$$

※圧力計の目盛りは細かくないので、過去の看護師国家試験では147 kgf/cm²は約150 kgf/cm²として出題されています．

例題3 ボンベサイズが3.4Lで針が50 kgf/cm², 5MPaを示しているときの残量は？

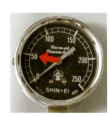

【50kgf/cm²の場合】

3.4L × 50 kgf/cm² = 170L

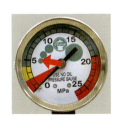

【5MPaの場合】

3.4L × 5MPa × 10 = 170L

★ボンベ内の酸素の残量（L）の計算　その②

【kgf/cm²の圧力計の場合】

酸素ボンベのサイズ（体積・容積，V3.4なら3.4 L）×圧力計が現在示している圧（kgf/cm²）

【MPaの圧力計の場合】

酸素ボンベのサイズ（体積・容積，V3.4なら3.4 L）×圧力計が現在示している圧（MPa）×10

〈酸素ボンベの使用可能分数の計算〉

医師は「毎分○Lで酸素を流してください」と指示を出しますので、酸素ボンベの残量を計算したら、それを指示された「1分ごとの流量（L）」で割ります。それで「使用可能分数」がわかります。

手術部からの搬送時に不足するようなら、ボンベを新しいものと交換しておきます。

★ボンベ内酸素の使用可能分数の計算

$$\frac{酸素ボンベ内の酸素の残量（L）}{毎分の酸素流量指示（L）}$$

例題4 術後に患者さんを手術部から病棟までベンチュリーマスク10L/分の流量で搬送予定の場合、用意した酸素ボンベの圧力計の針が50kgf/cm^2、5MPaを示しているときの使用可能分数は？

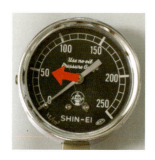 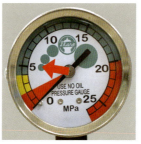

残量は、p.73例題2で計算したとおり、170Lです。

$$\frac{ボンベ残量\ 170L}{毎分の酸素流量\ 10L/分} = 17分$$

17分しか酸素がもたないということになります。搬送途中で酸素がなくなっては困りますから、新しい酸素ボンベに交換しておきます。

例題5 術後に患者さんを手術部から病棟まで酸素マスク3L/分の流量指示で搬送予定の場合、用意した酸素ボンベの圧力計の針が50kgf/cm^2、5MPaを示しているときの使用可能分数は？

$$\frac{ボンベ残量\ 170L}{毎分の酸素流量\ 3L/分} = 56.6\cdots分$$

約57分間酸素が使用できますので、そのままでも大丈夫です。ただし、術後は一般状態の変化や急変などが起こるおそれもあるため、それに備えて新しい酸素ボンベに交換しておいても構いません。

写真10 フロート式流量計

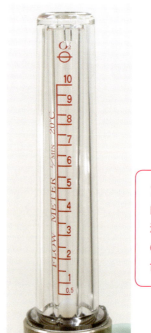
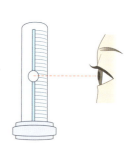

フロート式流量計の場合は、白い玉の真ん中が医師が指示した流量（3L/分なら3）の数字のところにくるように合わせます。

Part 1 基本的な周手術期看護

② 術中の看護

> **術中の看護目標**　患者さんにとって必要な手術が，安全・安楽に行われること．

　医療者は，意識をなくし体が動かなくなった患者さんの代弁者として協力し合いながら各自の役割を果たし，患者さんの命を大切に守るという責任を果たさねばなりません．

WHO 安全な手術のためのガイドライン2009：日本麻酔科学会訳（2015）より
安全な手術に必要な10の目標

目標 1 ：チームは，正しい患者の正しい部位に手術を行う
目標 2 ：チームは，患者の疼痛を軽減し，麻酔薬の投与による有害事象を防ぐ方法を使用する
目標 3 ：チームは，命にかかわる気道確保困難または呼吸機能喪失を認識し，適切に準備する
目標 4 ：チームは，大量出血のリスクを認識し，適切に準備する
目標 5 ：チームは，患者が重大なリスクを有するアレルギーまたは副作用を誘発しないようにする
目標 6 ：チームは，手術部位感染のリスクを最小にする方法を常に使用する
目標 7 ：チームは，手術創内に器具やガーゼ（スポンジ）を不注意に遺残しないようにする
目標 8 ：チームは，すべての手術標本を入手し，正しく識別する
目標 9 ：チームは，効果的にコミュニケーションを行い，手術の安全な実施のために必要な情報交換を行う
目標10：病院と公衆衛生システムは，手術許容量，手術件数と転帰の日常的サーベイランスを確立する

※サーベイランスとは注意深く監視すること

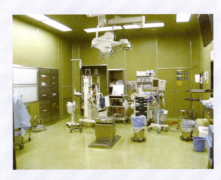

全身麻酔下手術で生じる問題と対処方法

全身麻酔で手術を受ける患者さんに生じる問題と，その対処方法を以下の関連図に示します．

図1 全身麻酔での手術の流れ・問題・対策の関連図

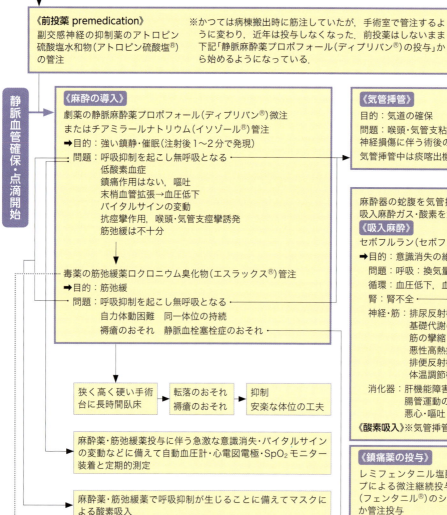

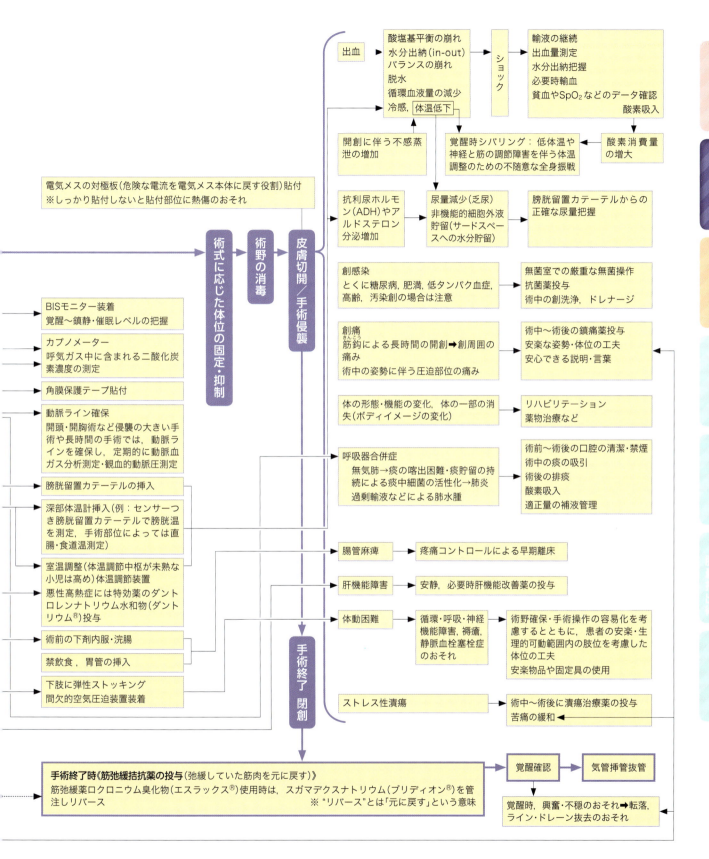

患者入室前の手術室内の準備

1 手術室内の空気の清浄化

患者さんが入室する前に，空調のスイッチを入れて室内の空気を清浄化しておきます．

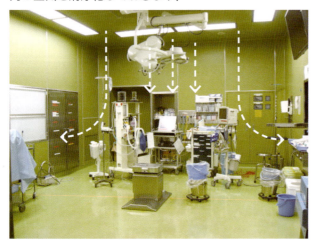

2 室温・湿度の調整

患者さんは，手術着1枚で手術室内に入室してきます．そのとき，寒気を感じないように手術室内の室温は24±2℃に調整しておきます．体温調節中枢の未熟な小児の場合などは，27〜30℃近くに上げておくこともあります．

麻酔をかけられた患者さんは，麻酔薬・筋弛緩薬により筋肉の動きが抑制され基礎代謝が下がるため，一般的に体温は低下する傾向にあります．術前から患者さんが直接触れる手術台や掛け物を温め，麻酔導入前から寒気を防いで保温し，冷感による緊張感増強を防ぎ，安心感を与えることが大切です．

ただし，術前以上に術後の保温のほうが，患者さんの体温低下やシバリング（shivering；ふるえ，身ぶるい）がみられることが多いので，より重要です．

なお，手術中の術者・器械出し看護師は，手術部ユニフォームの上にさらに長い不織布の手術衣・2重のマスクやキャップを身に着けています．そして，手術台上の無影灯などの照明器具の熱源などもあるため，汗ばむことがあります．スタッフが安全に手術を行うためには，スタッフにとって快適な室温・湿度であることも大切です．したがって，手術中は，約22〜24℃くらいに調整し，患者さんの保温は体温調節装置などで対処します．

湿度は，静電気と不快感防止の目的で，約50〜60％に調整します．

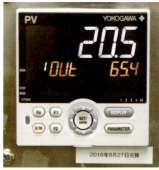

室温・湿度計

3 時計の確認

看護師は，麻酔・手術の開始・終了時間を正確に記録・報告しなければなりません．部屋の時計が正確か確認しておきます．患者さんが病棟から手術部に入室する時間は，全身麻酔なら執刀の30分前，全身麻酔で硬膜外持続チューブを事前に挿入する場合は執刀の45分前，局所麻酔は執刀の15分前というように施設で約束された入室時間があります．執刀前に患者さんに行わなければならない処置がいろいろとあるからです．患者さんの入室予定時刻までに手術室内の準備を整えておきます．

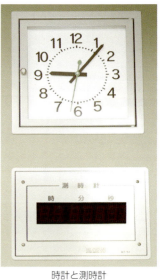

時計と測時計
（手術開始からの経過時間を示す）

4 手術台の準備

術式や術中の体位・X線撮影の有無などに応じ，それに適した手術台を選びます．手術台には体温調節装置やシーツ，体位に応じた体位固定具や安楽物品を準備しておきます．

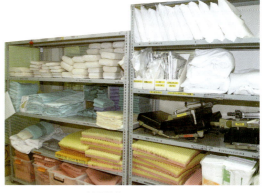

低反発性のクッション

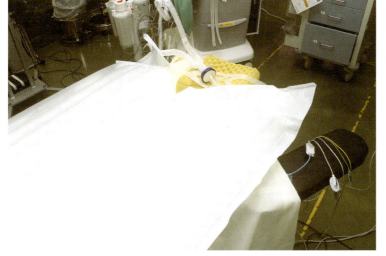

体温調節装置とシーツを敷いた手術台を上からも保温しているところ

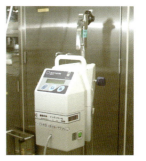

体温調節装置

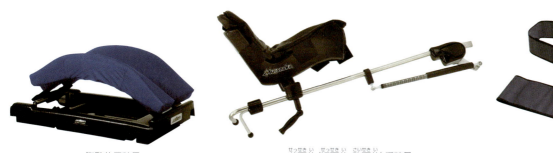

腹臥位用装具　　　　　截石位(切石位・砕石位)用装具　　　　　抑制帯

(画像提供：村中医療器株式会社)

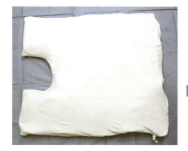

陰圧式固定器具
(写真は上半身用の『マジック・ベッド』)

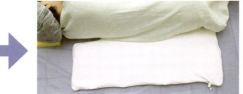 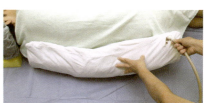

吸引して内部の空気を抜き，陰圧にすると，患者さんの体に沿ったかたちで固定される

Part❶ 基本的な周手術期看護　79

5 無影灯の点灯確認

術野を照らすために用いられる無影灯がきちんと点灯すること，希望する位置への動きに支障がないことを確認しておきます．

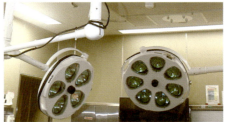

天井から吊り下げたタイプ

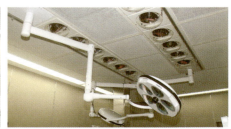

天井に埋め込まれたタイプ

6 膀胱温測定機能つき膀胱留置カテーテルの準備

術中は，深部体温を継続して測定（モニタリング）しますので，深部体温測定センサーのついた膀胱留置カテーテルと挿入時に必要な物品を準備しておきます．

たとえば，膀胱の手術時などは膀胱温の測定ができないので，手術部位によっては直腸温または食道温を測定します．体温の測定部位に応じた装置を準備しておきます．

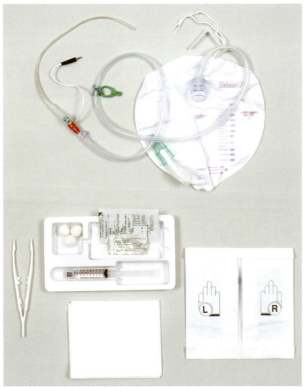

滅菌バッグに全物品がセットされた製品
（協力：株式会社メディコン）

7 心電図電極の準備

術中は心拍数の観察や万一の危険な不整脈，狭心症，心筋梗塞の早期発見のために心電図を装着します．電極をすぐ貼れるように電極のリード線をつないでおきます．

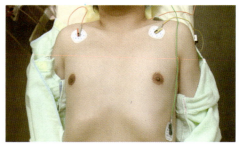

心電図の電極を装着したところ

8 自動血圧計の準備

血圧は，術中の血液循環の判断に欠かせない重要なバイタルサインの1つです．

利き手ではない上肢から点滴を行うことが多いので，自動血圧計は利き手側の手台（アームボード）に広げて準備しておきます．術中は，長時間マンシェットを巻き続けますので，蒸れないようにガーゼを1枚巻いてからマンシェットを巻くなど工夫します．

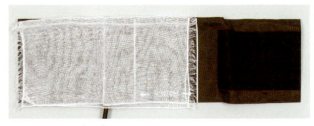

ガーゼを巻いてからマンシェットを巻く

9 動脈ラインの準備

　動脈ラインは，長時間の手術，開胸術，出血が多いと予測されるリスクの高い患者さんのときに準備をします．適宜動脈血ガス分析を測定したり，観血的に血圧を測定したりする必要があるためです．

■必要物品

①加圧バッグ（**写真1**）　②生理食塩水500mL
③ヘパリンナトリウムとシリンジ・針
④動脈ラインセット　⑤手袋　⑥消毒綿
⑦動脈穿刺針（穿刺時）　⑧固定用テープ（穿刺時）

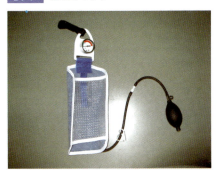

写真1　加圧バッグ

■手順

①ソフトバッグの生理食塩水にヘパリンナトリウム（抗凝固薬）を入れる．

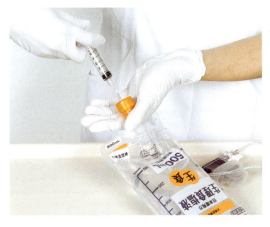

②ソフトバッグ内の空気をすべて抜く．

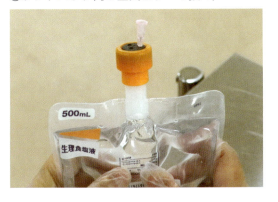

③加圧バッグにソフトバッグを入れ，動脈ラインセットを接続する．300mmHg（約40kPa）までバッグを加圧し，点滴筒も含めセット内の空気をすべて抜いて液で満たす．

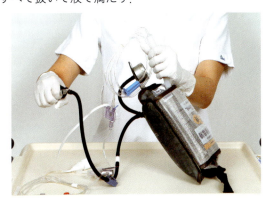

④加圧バッグの圧が下がらないようにゴム球の管をクレンメかペアン鉗子で留めておく．

（手順①③写真）石松伸一監，宮道亮輔編：ビジュアルプラクティス ライン管理 中心静脈・動脈穿刺．学研メディカル秀潤社，2014．より転載

10　麻酔薬・筋弛緩薬の準備

指示伝票を確認し，劇薬の静脈麻酔薬や毒薬の筋弛緩薬を注射器，また微量注入指示の場合はシリンジポンプへ準備します．

原則として，注射器への準備と実施は同一人物が行うことが望ましいので，原則麻酔科医が準備しますが，看護師が準備して麻酔科医が注射することもあります．お互いが指示伝票に基づき5R（①正しい患者，②正しい薬剤，③正しい量，④正しい方法，⑤正しい時間）を確実に確認し，与薬事故を起こさないように気をつけます．現場では実施まで，アンプルやバイアルを注射器のキャップに貼っておいたり，注射器外筒に注射薬名シールを貼るなどして，ミスを起こさないために万全の対策をとっています．

> **与薬ミスを起こさないための5R確認**
> ① Right Patient（正しい患者）
> ② Right Drug（正しい薬剤）
> ③ Right Dose（正しい量）
> ④ Right Route（正しい方法）
> ⑤ Right Time（正しい時間）

> **失敗しないためのABC**
> Ⓐ あたり前のことを
> Ⓑ ぼんやりせずに
> Ⓒ ちゃんとやる

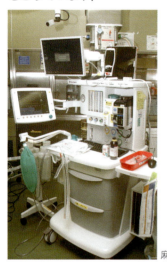

麻酔器

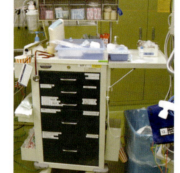

麻酔台

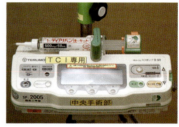

シリンジポンプにセットされたプロポフォール（ディプリバン®）

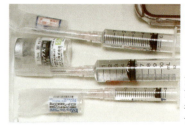

アンプルやバイアルを注射器のキャップに貼りつけたもの

11　点滴薬・点滴セットの準備

術中に点滴が漏れないように，針は"静脈留置針"を準備します．万一の輸血にも備えて，針は太めの20〜18G（ゲージ）を選択します．

一般の点滴は21〜23Gでよいのですが，術中は血圧低下やショック時に輸液の急速注入や輸血を行うことがあります．血球成分を含む輸血をすることになると，輸血は輸液剤よりも濃厚なため，針が太くなければ落ちが悪くなります．

点滴セットは患者さんの体から少し離れた位置に置かれるため，延長チューブを接続しておきます．術中，ショック時などの薬液管注ルートとして，閉鎖式三方活栓を少なくとも2個つけます．固定用のテープは，途中で点滴が漏れたりしないように"粘着力のある幅広テープ"を，必要な長さで必要な枚数切っておき，すぐに貼れるように準備しておきます．刺入部は，観察しやすいように透明なドレッシング材を選択しましょう．

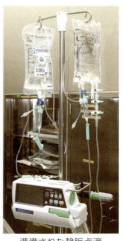

準備された静脈点滴

12 気管挿管の準備

麻酔薬と筋弛緩薬により患者さんの呼吸が止まるので，気管挿管の物品を準備しておきます．挿管チューブは術式に応じた種類のものを用意します．腹臥位なら，ねじれや閉塞を防ぐためにステンレス鋼線で補強されたスパイラルチューブ，肺切除時には分離片肺換気用の挿管チューブ，歯科口腔などの手術では経鼻用を用意します．経鼻挿管のときは，咽頭部から気管へ挿管チューブを誘導するためのマギール鉗子が必要になります．挿管チューブのサイズは麻酔科医がX線写真を見て決めます．

図2 気管挿管の必要物品

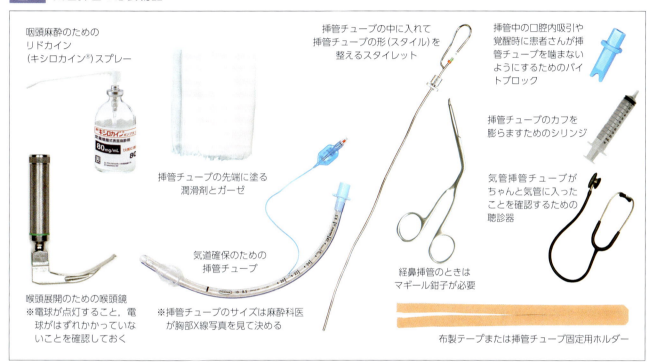

図3 気管挿管チューブ各種

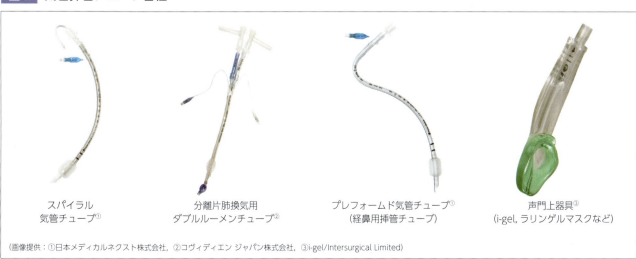

（画像提供：①日本メディカルネクスト株式会社，②コヴィディエン ジャパン株式会社，③i-gel/Intersurgical Limited）

13 痰の吸引の準備

　静脈麻酔薬や筋弛緩薬の管注で呼吸が停止したら，すみやかに気管挿管をしますが，そのときに咽頭部に痰があると視野の妨げになります．また，覚醒時に気管挿管を抜管するときにも，吸入麻酔ガスや抜管による刺激で，痰の増加がみられることがあります．まだ患者さんの意識は消失しているか清明ではないため自力の排痰は困難です．したがって，抜管時も気道分泌物の一時吸引の準備が必要です．

14 創部の洗浄液や出血などの吸引の準備

　術中，創周囲を適温に温めた滅菌生理食塩水で洗浄し，その液を吸引して回収したり，創出血・滲出液・分泌物などを吸引することがあります．術中の開放創の吸引をする場合，滅菌された吸引管を準備しておかねばなりません．

　また，痰の吸引と違って多量の吸引に対処できるよう，排液瓶のサイズは痰の一時吸引器より大きい容量のものを用意します．

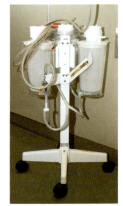

排液瓶

図4　痰の一時吸引の必要物品

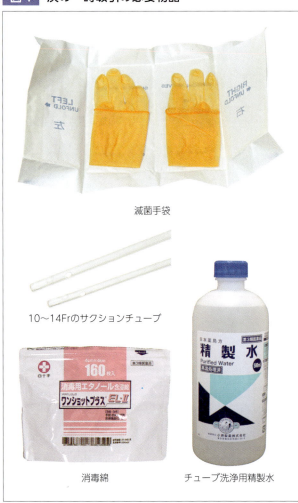

滅菌手袋

10〜14Frのサクションチューブ

消毒綿　　チューブ洗浄用精製水

15 除細動器の準備

　心室細動（VF）や無脈性心室頻拍など重大な不整脈の出現に備えて，いつでも電気除細動器を使えるように準備しておきます．

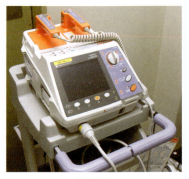

除細動器

16 電気メスの準備

　電気メスとは，高周波の電流をメスの先端から流して熱を発生させ，その熱で身体組織の止血凝固や切開をする装置のことです．出血を抑えながら切るという画期的な働きをする電気メスは，患者さんにとっても術者にとっても貢献度の高い医療機器です．

　電気メスの電流の流れ（図5）は，電気メス本体から電気メスに流れ，電気メスから対極板に回収され，対極板から電気メス本体に戻ります．対極板は患者さんに流れた電流を回収してくれる重要なものですから，必ず貼らなければなりません．すぐ貼れるように準備しておきます．

VF：ventricular fibrillation，心室細動

図5 電気メス

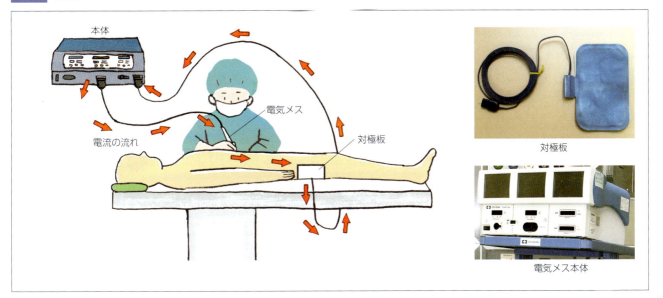

17 出血量測定の準備

　術中の出血量は，血液を吸い取ったガーゼの重さを測定し，ガーゼの重さを差し引く「重量法」で測ります．手術室で使用されるガーゼは，体内遺残を防止するためにX線造影糸が織り込まれた滅菌ガーゼを使用します．一般的に使用される30cm角のガーゼは，1枚3gです．手術室では，そのほかに生理食塩水に浸して絞ったガーゼ，ひもつきガーゼなどいくつか種類の異なるガーゼを使用することがあります．出血量測定時は，どのガーゼを何枚使用したかでガーゼの重さが異なりますから，器械出し看護師と外回り看護師は，お互い確実に枚数を確認し合うことが大切です．

　出血量を測定するために準備するものとしては，術者の足元に汚れたガーゼを入れるための"キックバケツ"，そのバケツから汚染したガーゼを取り出すための"麦粒鉗子とトレイ"，"未滅菌手袋"，そして，測定に必要な"はかり"です．

図6 出血量測定の必要物品

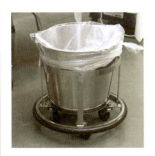
キックバケツ

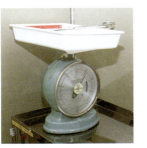
はかり，トレイ，麦粒鉗子

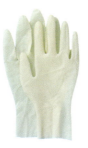
未滅菌手袋

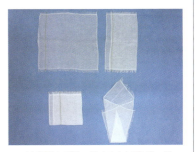
X線造影糸が織り込まれた滅菌ガーゼ
（アメディーゼX®）
（画像提供：大衛株式会社）

Part❶ 基本的な周手術期看護

18 胃管の準備

全身麻酔の手術の多くは，麻酔薬や筋弛緩薬，手術侵襲による嘔気・嘔吐，それによる誤嚥の防止のため胃管が入ります．さらに胃の切除術後などは，吻合部からの出血・滲出液の排液による創部減圧を目的として，胃管が入ります．以下を準備します．

図7　胃管の必要物品

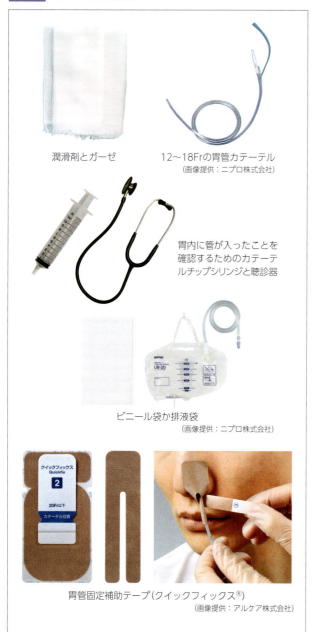

- 潤滑剤とガーゼ
- 12〜18Frの胃管カテーテル（画像提供：ニプロ株式会社）
- 胃内に管が入ったことを確認するためのカテーテルチップシリンジと聴診器
- ビニール袋か排液袋（画像提供：ニプロ株式会社）
- 胃管固定補助テープ（クイックフィックス®）（画像提供：アルケア株式会社）

19 間欠的空気圧迫装置の装着

術中は同一体位が続くため，静脈血のうっ滞から，とくに下肢に血栓を形成しやすい状態になります．患者さんは，病棟から下腿に弾性ストッキングを装着してきますが，さらに手術室では間欠的空気圧迫装置を下腿に装着して，静脈還流を促進させ，抗血栓作用を高め，静脈血栓塞栓症を予防します．

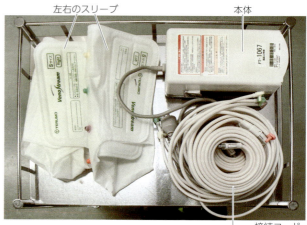

間欠的空気圧迫装置

20 物品棚や薬品棚内の点検

物品棚や薬品棚内に，術者や器械出し看護師の手術衣，患者さんの掛け布，滅菌手袋，万一に備えた救急薬品と注射器具などがそろっているか確認し，必要時補充します．

21 保温庫・保冷庫内の点検

保温庫には，術中に創洗浄する際に使用する生理食塩水，手術終了時にポビドンヨード（イソジン®）消毒の跡を拭くための温かいハイポアルコールが入っているか，保冷庫には，術中に使用する可能性のある冷所保存薬品が入っているか，などを確認しておきます．

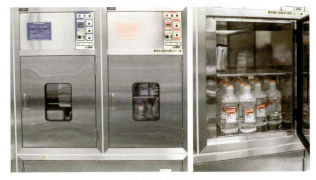

保冷庫と保温庫

22 モニターまたはシャウカステンの点検

シャウカステンとは，X線フイルムを投影する機械のことです．患者さんが入室したときに，麻酔科医が病棟から持参された胸部X線フイルムを確認し，気管挿管時の気管チューブの太さを選択したり，術者が術前X線フイルムを確認したりしますので，蛍光灯がきちんと点灯することを確認しておきます．

施設によっては，パソコンからモニター上に映し出されたX線写真のデータを見られるようになっているところもあります．

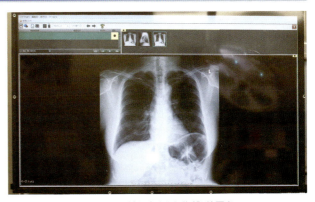

モニターに映し出された胸部X線写真

23 記録の準備

電子カルテや紙ベースの術中記録，出血量記載用紙などを準備します．麻酔科医が観察する患者さんの情報記録は，モニターと連動して自動的に記録されるシステムが取り入れられているところもあります．

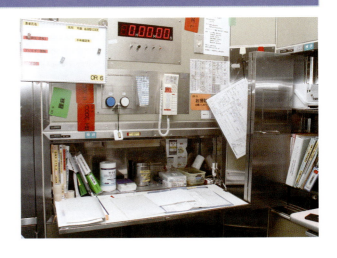

24 器械台の準備

術中使用する滅菌器材は，"器械出し看護師"が準備します．

■ 滅菌器材の準備

①術中に使う滅菌物を準備する．

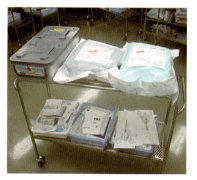

②器械台やメイヨー台に滅菌布を広げる．

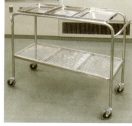
器械台

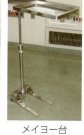
メイヨー台

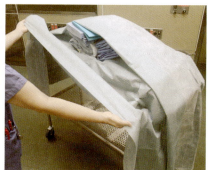

③手洗いをし，滅菌手袋を装着して，滅菌布上に滅菌器械を並べ，器械の数を数える．

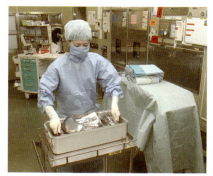
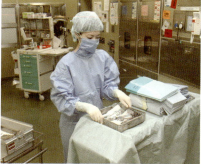
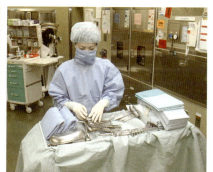

④滅菌布で覆っておく．

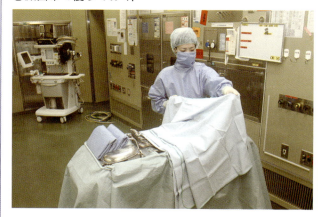
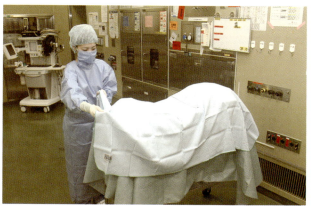

手術部での患者受け入れ

1 術前訪問

術前に手術部看護師が訪問する目的は，

- 手術前に患者さんとコミュニケーションをとり，少しでも患者さんの不安感をやわらげ，安心して手術に臨めるようにする
- 患者さんとの面識をもっておくことで患者さんの誤認防止をはかる

などです．

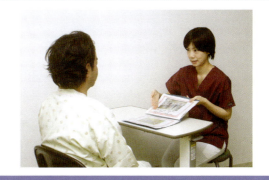

2 手術部入口での患者確認

過去に患者取り違え事故が起きています．患者さんが入室する際の確認は，以下のように行います．

患者確認を終えたら，手術部看護師，麻酔科医，術者は患者さんと手術部入口から手術室内に移動します．

■ 手術部入り口での患者確認

①病棟看護師と手術部に到着．

②患者さん自身に氏名（フルネーム）を名乗ってもらい，同時に名前バンドもバーコードで確認する．

③病棟看護師・手術部看護師・麻酔科医・術者全員で確認する．

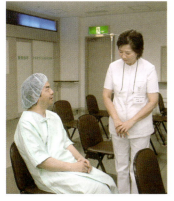 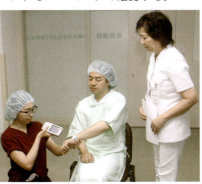 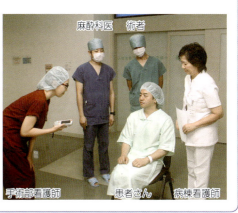

3 患者に関する引き継ぎ

外回り看護師は，手術部入口で病棟看護師から患者さんの引き継ぎを受けます．

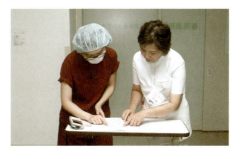

図8 全身麻酔下で手術を受ける患者さんの術中の状況

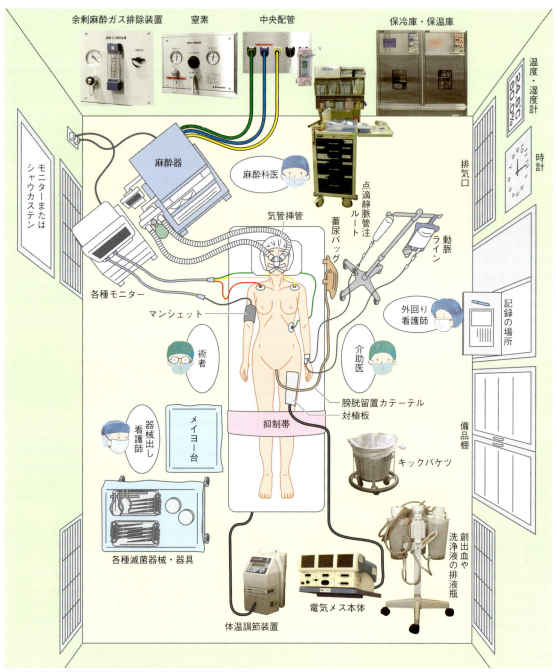

※実際には，術創部を除いて患者さんの体は滅菌不織布で覆われています．

全身麻酔で手術を受ける患者に行われること

1 患者が入室し，意識があるあいだ

〈安心感を与える言葉がけや音への配慮〉

　麻酔の導入前の約30～40分間，患者さんにはさまざまなことが行われます．それは，手術が安全・安楽に行われるための大切な準備です．患者さんは麻酔がかかるまで意識がありますので，看護師や麻酔科医は，これから行うことについて，患者さんにやさしい態度とわかりやすい言葉で説明をし，患者さんができるかぎり安心して手術に臨めるように配慮します．また，不要な音で心配をかけないよう，音に対しても配慮が大切です．BGM設備のある手術室では，患者さんの不安をやわらげたり，術者をはじめとしたスタッフのリラックスのために音楽を流すこともあります．

〈硬膜外持続チューブの挿入〉

　術後の痛み止めルートとして硬膜外持続チューブという細く長い管を，患者さんの背部から術直前に入れる場合があります．看護師は，患者さんに安心感を与え，安全を守るため，そして，麻酔科医が処置をしやすいように，言葉がけを行いながら患者さんの姿勢を保持します．挿入にあたっては，狭い台の上で仰臥位から側臥位へ体位変換を行うため，転落事故に注意します．

　硬膜外持続チューブ挿入後は，チューブをテープで固定し，鎮痛薬を入れるバルーン（風船）容器（DIBカテーテル）を接続します．管挿入後，体位は，仰臥位に戻します．バルーンへの鎮痛薬の注入は，手術中や終了時に患者さんが覚醒するころに行います．

　硬膜外持続チューブを術前に入れるのは，術中の鎮痛だけでなく，手術終了前から鎮痛薬投与を行い，痛みが緩和されている状態で患者さんに覚醒してほしいからです．また，術後だと創部痛があり，硬膜外持続チューブを入れるために背中を丸める姿勢をとることが，患者さんにはできません．

図9　硬膜外持続チューブの挿入

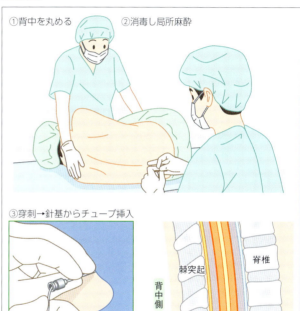

①背中を丸める　②消毒し局所麻酔

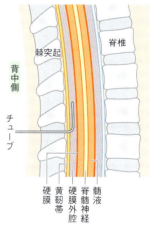

③穿刺→針基からチューブ挿入

④穿刺針抜去

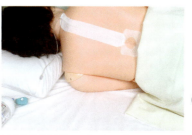

⑤DIBカテーテル接続とチューブのテープ固定

〈抑制〉

　手術台の幅は約50cmと狭く，高さは，術者や器械出し看護師が処置をしやすい高さまで上げます．床は硬質性なので，万一患者さんを転落させてしまうと，怪我か，打ちどころが悪ければ命にかかわります．患者さんが転落しないように，上肢や膝上は抑制帯で手術台に固定します．

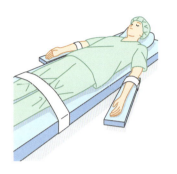

〈自動血圧計の装着〉

　利き手ではない側の上肢に点滴を行うことが多いので，反対側の利き手に自動血圧計を装着します．装着したら，モニターに表示された血圧値を確認します．術中は全身の血液循環が順調であるかを観察するために，原則として5分間隔で測定しますが，一般的にバイタルサインの変動が激しくなる麻酔の導入・覚醒時などには，1分間隔で測定することもあります．動脈ラインを確保した観血式血圧測定は必要に応じて行います．術中のモニター観察・管理は麻酔科医とともに看護師も定期的に観察し記録します．

　術中は，長時間マンシェットを巻き続けるので，蒸れないようにガーゼを1枚巻いてからマンシェットを巻くことがあります．また，ひんぱんに血圧を測定しますので，手術終了時にはマンシェット装着部位に出血斑などがないか確認します．

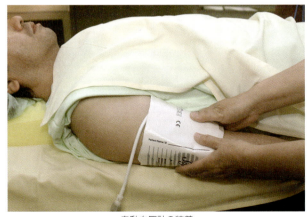

自動血圧計の装着

〈心電図電極の装着〉

　手術中は，第Ⅱ誘導に近似した誘導で心電図の電極を装着します（図10）．リード線の色は，右鎖骨下の電極に"赤（－）"をつなぎ，左前腋窩線で最下肋骨上に"緑（＋）"，左鎖骨下の電極にアースの"黄"か"黒"をつなぎますが，電極貼付部位は手術創部に支障のない位置とします．また，リード線も体前面の術野にかからないように注意します．

　術中心電図を観察する目的は，心拍数の測定のほか，危険な不整脈（図11）や狭心症，心筋梗塞の発生の有無を確認するためです．

図10　心電図電極の装着位置

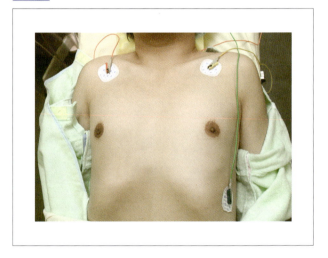

図11　危険な不整脈の波形

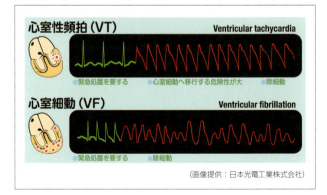

（画像提供：日本光電工業株式会社）

タイムアウト

「タイムアウト」とは「術前の休止（surgical pause）」という意味です．これは，皮膚切開を行う直前の短い期間に（例：患者さんの意識のある時点でバイタルサインが測定できたときに），手術チームメンバーの全員（術者，麻酔科医，看護師，そのほかの関係者）がいったん行動を止め，患者さんのまわりに集まり，①患者氏名，②診断名，③予定手術部位・術式名，④麻酔方法，⑤手術時間などを声に出してともに確認する行為をいいます．チームメンバーが，互いに「患者まちがい」や「部位まちがい」をすることなく手術に臨む方法として広く行われるようになりました．米国やそのほかの国では義務化されています．

〈静脈ライン確保と輸液開始〉

点滴は一般的には利き手ではない側の上肢から開始します．穿刺する静脈は"関節部位"を避けた前腕の橈骨静脈がよく選択されます．以前は，下肢からも同時に点滴を行いましたが，近年は，静脈血栓塞栓症予防のために，両下肢は弾性ストッキングと間欠的空気圧迫装置を装着しますので，上肢のみで点滴を行う場合が多いです．

看護師は，麻酔科医による"静脈留置針"刺入を介助（図12）し，"幅広テープ"でしっかり固定します．

患者さんに合わせて麻酔科医が補液内容を決定し，滴下を調整します．過剰輸液は，術当日の肺水腫の危険性があるので，その点も麻酔科医が管理します．

また，以前は，術中腎臓に負担をかけないこと，術中は無菌の空気が創部に流れるということで，抗菌薬の点滴投与は術後になってから行われていましたが，近年は抗菌薬の点滴も術中から投与されます．

> **輸液の目的**
> ①術前の禁飲食期間に応じた脱水の補正
> ②術中に推定される出血・排尿・不感蒸泄による水分喪失への補充と循環の維持
> ③手術侵襲に伴う非機能的細胞外液（サードスペース，第三間隙に貯留した水分）分の補充
> ④抗菌薬の投与による感染予防
> など

図12 静脈ライン確保

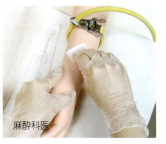
①駆血と消毒

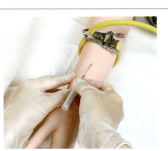
②静脈留置針の刺入

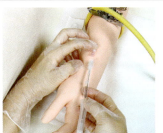
③内針抜去（外套針のみ留置）

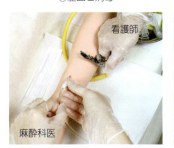
④駆血帯除去と点滴ラインの接続

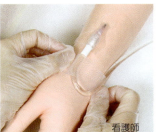
⑤滴下確認後，刺入部のテープ固定

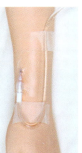

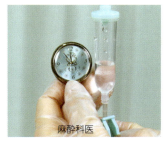
⑥滴下調整

Part❶ 基本的な周手術期看護

〈マスクによる酸素吸入〉

　静脈麻酔薬や筋弛緩薬を管注しはじめると，患者さんの呼吸は停止します．その前に麻酔科医が患者さんに酸素吸入を開始します．

　手術室では顔にしっかり密着できる麻酔用マスク（顔あて部分に空気が入るエアクッションタイプ）を使用します．顔にあたる部分の空気量はシリンジで調整します．

> 動脈血酸素飽和度の測定方法は2つあり，プローブを指先や耳たぶに取りつけて測定する経皮的動脈血酸素飽和度（SpO_2）と，動脈を直接穿刺して動脈ラインルートからデータをとる動脈血酸素飽和度（SaO_2）があります．

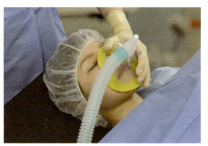

麻酔導入直前の酸素吸入

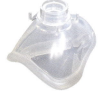

麻酔用酸素マスク
（画像提供：村中医療器株式会社）

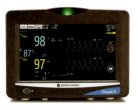

SpO_2モニター
（画像提供：日本光電工業株式会社）

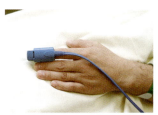

指先に装着するプローブ

〈動脈血酸素飽和度と呼気終末二酸化炭素分圧モニター〉

　全身麻酔をかけて呼吸が止まったら，麻酔器で人工的に呼吸を管理します．呼吸や循環がきちんと行われているか否かを把握するためには，経皮的動脈血酸素飽和度を測定するSpO_2モニターや呼気終末二酸化炭素分圧（$ETCO_2$）を測定するカプノメーターを装着します．

①動脈血酸素飽和度のモニター

　静脈血は肺を通ることで酸素が血液に取り込まれて（酸素化されるといいます）動脈血となって全身を巡ります．酸素と結合するのは，血液中の赤血球に含まれているヘモグロビン（血色素）です．

　動脈血酸素飽和度とは，酸素と結合しているヘモグロビンが動脈血中に何％存在しているかを示すものです．健康であれば，動脈血中のヘモグロビンのほとんど，つまり95～96％以上が酸素と結合しています．90％以下になると低酸素血症となり危険です．術中は，低酸素血症にならないように，麻酔器から患者さんの気管チューブを通して酸素ガスが流され続けます．

②呼気終末二酸化炭素分圧モニター

　カプノメーターで，気管挿管チューブに接続された二酸化炭素（CO_2）センサーにより"呼気終末二酸化炭素分圧"，つまり呼気の中に二酸化炭素がどれくらい含まれているかを測定することで，呼吸が人工的に順調に行われているかを確認することができます．

　動脈血二酸化炭素分圧（$PaCO_2$）は，動脈ラインを穿刺し，動脈ラインを確保して測定する方法もありますが，カプノメーターは，患者さんに侵襲を与えることなく，連続してモニタリングすることができます．基準値は約35～45mmHg（Torr）です．

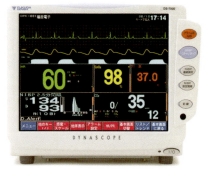

カプノグラム（$ETCO_2$の経時曲線）やバイタルサインなどを表示するモニター
（画像提供：フクダ電子株式会社）

SaO_2：arterial oxygen saturation，動脈血酸素飽和度
$ETCO_2$：end tidal carbon dioxide，呼気終末二酸化炭素分圧
$PaCO_2$：arterial carbon dioxide pressure，動脈血二酸化炭素分圧

〈BISモニター〉

BIS（Bispectral Index）モニターとは，患者さんの前頭部に専用電極のBISセンサーを貼付して，脳波を解析することにより，鎮静・催眠の深さを数値で読みとるモニターのことです．

BISモニターが開発されたことによって，患者さんの麻酔の深度を的確に判断できるようになりました．

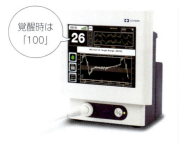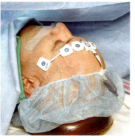

BISモニターと電極シール（BISセンサー）の装着
（画像提供：コヴィディエン ジャパン株式会社）

〈前投薬：副交感神経抑制薬 アトロピン硫酸塩水和物（アトロピン硫酸塩®）の管注〉

以前は手術開始の約1時間前に，病棟で前投薬として普通薬のヒドロキシジン塩酸塩（アタラックス®-P）と劇薬のアトロピン硫酸塩®の筋肉注射が行われていました．投与目的は，アタラックス®-Pが精神安定，アトロピン硫酸塩®が副交感神経の抑制です．副交感神経を抑制しておく理由ですが，人間の体は侵襲（劇薬や毒薬の投与，手術・気管挿管など）を受けると副交感神経が刺激されて徐脈・血圧低下・気道分泌物の増加・気管支攣縮などの"有害な反射"が起きます．その"有害な反射"が起きないように，前もって副交感神経抑制薬のアトロピン硫酸塩®を筋注していたわけです．

しかしその後，術後に「前投薬の注射部位が痛い」という患者さんが多かったことから，アタラックス®-Pの投与は中止され，静脈投与が可能なアトロピン硫酸塩®のみ，手術部で麻酔導入直前に点滴ルートから管注する，という方法に変わりました．

そして，近年ではアトロピン硫酸塩®の管注も行われなくなっています．

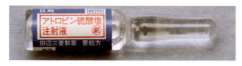

アトロピン硫酸塩水和物（アトロピン硫酸塩®）

〈静脈麻酔薬と筋弛緩薬の投与：麻酔の導入〉

成人の場合，麻酔科医が患者さんに「これから眠くなりますよ」と説明しながら，点滴ルートの途中から劇薬の静脈麻酔薬を管注またはシリンジポンプで微量継続注入します．プロポフォール（ディプリバン®）の場合，薬液注入時に血管痛があるので，患者さんには「少し血管が痛みますよ」と説明します．ただ，投与後ほんの数十秒〜1分ほどで患者さんは眠ってしまいますので，「痛い」と感じるのは一瞬です．このようにすぐに眠らせる麻酔方法を"急速導入"といいます．麻酔の導入後は手術終了まで意識がない状態が続きます．

小児の場合は，麻酔の前に点滴をすると，針を刺される痛みで泣き叫んだりして血圧が上がるなど，バイタルサイン変動のおそれがあります．そのため，少し時間はかかりますが，まず麻酔ガスを嗅がせて眠らせてから痛い点滴を行います．大人と違って小児の麻酔開始はゆっくり始めるので"緩徐導入"といいます．

酸素マスクでの換気を行いつつ，患者さんの呼名反応がなくなったら，今度は患者さんの体が動かなくなる筋弛緩薬を投与します．

■静脈麻酔薬　　　　　　　　■筋弛緩薬

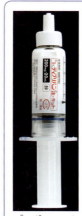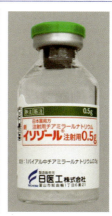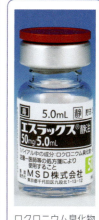

プロポフォール　　チアミラールナトリウム　　ロクロニウム臭化物
（ディプリバン®）　　（イソゾール®）　　　　　（エスラックス®）

〈鎮痛薬の投与〉

　全身麻酔下の手術は，患者さんを「麻酔薬で眠らせ」，「筋弛緩薬で体動困難」にし，「鎮痛薬を投与して痛みを感じさせない」という3種類の薬剤の組み合わせで可能になります．鎮痛薬として使用されるものには，麻薬で劇薬のレミフェンタニル塩酸塩（アルチバ®）やフェンタニルクエン酸塩（フェンタニル®）などがあります．

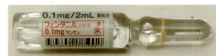
フェンタニルクエン酸塩（フェンタニル®）

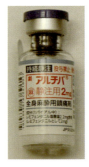
レミフェンタニル塩酸塩（アルチバ®）

2　患者が意識消失・呼吸停止してから術野消毒前まで

〈気管挿管〉

　麻酔薬・筋弛緩薬投与によって呼吸が停止したら，麻酔科医が人工呼吸を行うための気管挿管チューブを気管分岐部手前まで挿入しますので，看護師はその介助を行います．

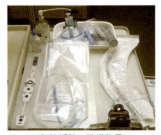
気管挿管の準備物品

表1　気管挿管の手順と留意点

手順	留意点
1）喉頭展開 ①看護師は，点灯させた喉頭鏡を麻酔科医にわたす．	・喉頭鏡の電球がちゃんと点灯することを確認しておく．また，万一気管内ではずれると誤嚥の危険があるので，ぐらつきのないことを確認してわたす． ・麻酔科医の利き手ではない手に喉頭鏡をわたす．
②麻酔科医は，喉頭鏡を口腔内に挿入して声門を確認し，声門から目を離さないようにする．	

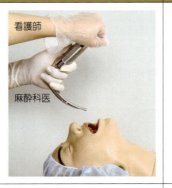

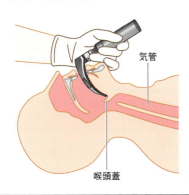
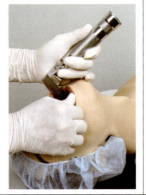
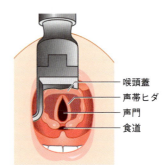

（協力：株式会社高研）

手順	留意点
③唾液や痰の吸引	・挿管時視野の妨げになる唾液や痰を吸引する．
④咽頭の表面麻酔 咽頭などに表面麻酔薬のリドカイン（キシロカイン®）スプレーを噴霧する． 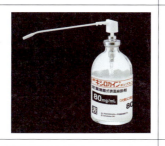	
2)気管挿管チューブの準備 ①気管挿管チューブへスタイレットを挿入． 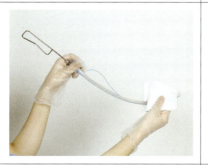	・スタイレットの先端で気管分岐部を傷つけないよう，スタイレット先端がチューブを越えないように注意する． 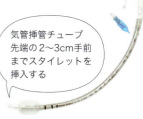 気管挿管チューブ先端の2〜3cm手前までスタイレットを挿入する （画像提供：日本メディカルネクスト株式会社）
②気管挿管チューブの先端約5〜10cmくらいに滅菌ガーゼにつけた滅菌の潤滑剤を塗布する． 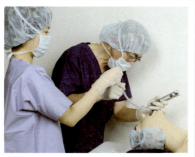	・看護師は，患者さんの気管内に入る部分の気管挿管チューブの無菌状態を保つよう注意する．
3)気管挿管チューブの挿入 麻酔科医に気管挿管チューブをわたす． 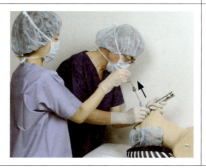	・気管挿管チューブの先端の無菌を保ちながら麻酔科医の利き手にわたす． ・看護師は，麻酔科医が患者さんの声門から目線をそらさないで集中できるように配慮する．
4)スタイレット抜去	・気管支粘膜の損傷を避けるため気管挿管チューブ先端が気管に入ったところで，スタイレットを抜く．

Part ❶ 基本的な周手術期看護

手順	留意点
5) 気管分岐部手前までチューブを挿入 麻酔科医は，カフを気管内におさめ，チューブ先端は気管分岐部の2〜3cm手前まで入れる． 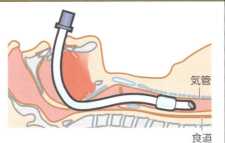	・まれに気管分岐部を越えて片側気管支に挿管されてしまうことがある．その場合，解剖学的に左よりも右気管支に入りやすい． 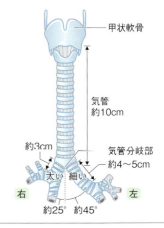 気管・気管支の解剖

	チューブの太さ	気管の直径	チューブ挿入の深さ
男性	8〜9 mm	約20〜25 mm	門歯から約20〜24 cm
女性	7〜7.5 mm		門歯から約18〜21 cm

手順	留意点
6) カフへの空気入れ シリンジに8〜10mL程度の空気を入れて，気管挿管チューブのカフに空気を入れ気管に固定する．カフ圧計で20〜25mmHg程度がよい． 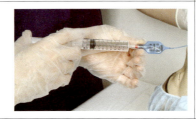	・カフを膨らませすぎると，気管の圧迫による気管粘膜の損傷，抜管後の気管の炎症・浮腫につながるので注意する． ・カフ内には液体は注入しない．万一カフが破裂したときに液体が入っていると誤嚥してしまうため．
7) 喉頭鏡の除去とバイトブロックの挿入 喉頭鏡を抜き，患者さんにバイトブロックを噛ませる．または，バイトブロック機能つきのチューブホルダーを用いる． 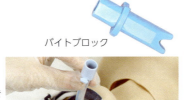	・術中の口腔内吸引や覚醒時に患者さんが気管挿管チューブを噛まないようにするためにバイトブロックを挿入する．バイトブロックの機能がついた挿管チューブホルダーを用いることもある．
8) 気管に挿管したことの確認 麻酔科医は気管挿管チューブに麻酔器（人工呼吸器）の蛇腹を接続し，バッグを押して気管挿管チューブから送気し，胸部の膨らみやカプノメーターの波形，呼吸音を確認する． 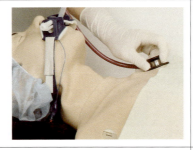	・気管にちゃんと挿管され，両肺野で換気していることを確認する． ・万一，誤って食道挿管されてしまった場合には，気管挿管チューブから送気したときに，胃のあたりの心窩部が膨らみ，胸部（肺）の挙上がみられない．また，呼吸音は聴取されず患者さんの顔色は蒼白となりSpO₂も低下する．そのときは，すみやかに抜管して挿管し直す．
9) バイトブロック機能つきのチューブホルダーまたはテープで固定 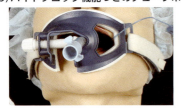 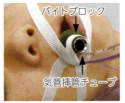 （画像提供：スリーエム ジャパン株式会社）	・テープで固定する場合は，布製の切れにくいテープを気管挿管チューブとバイトブロックに巻きつけ，しっかり固定する． ・挿管を終えた段階で，バイタルサインを確認する．

〈きちんと気管挿管されたことの確認方法〉

①呼気CO_2検知器

pHに反応するインジケーターペーパーがついており，最初は紫色ですが，呼気の二酸化炭素濃度に触れると黄色に変わります．つまり，黄色に変われば，食道ではなく気管にきちんと管が入っているとわかります．

ただし，心肺停止で心臓に血流がなければ肺から二酸化炭素は出てこないので，気管に入っていても検出されない場合があります．また，炭酸飲料をたくさん飲んで，すぐに心停止して挿管した場合，食道挿管されているのに胃の中から二酸化炭素が出てきて黄色になる場合もあるので注意が必要です．

②食道挿管検知器（EDD）

食道挿管検知器の空気を抜いて気管挿管チューブに接続します．気管挿管チューブが気管に入っていれば，気管は軟骨があってぺちゃんこにならないので，呼気を吸引した風船が膨らみます．食道挿管検知器が膨らめば食道挿管は否定できるということになります．

■ 呼気CO_2検知器

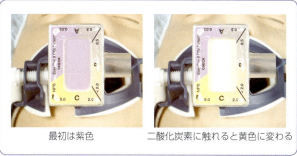

最初は紫色　　二酸化炭素に触れると黄色に変わる

（協力：株式会社高研）

■ 食道挿管検知器

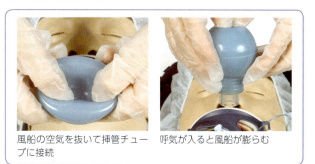

風船の空気を抜いて挿管チューブに接続　　呼気が入ると風船が膨らむ

（協力：株式会社高研）

〈気管挿管チューブと麻酔器の接続および吸入維持麻酔の開始〉

気管挿管したあとは吸入維持麻酔を開始します．気管挿管チューブを通して酸素や気化されたセボフルラン（セボフレン®）などの吸入麻酔薬が患者さんに肺を通して流されます．点滴から静脈麻酔薬を持続的に投与することもあります．麻酔器は，維持麻酔と同時に患者さんの吸気と呼気を人工的に行う人工呼吸器の役割も果たしてくれます．

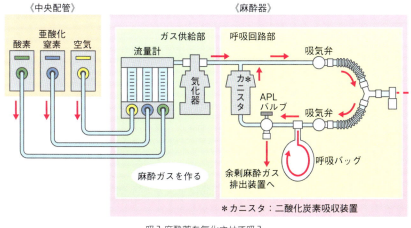

吸入麻酔薬を気化させて吸入

一般社団法人日本医療機器産業連合会：新 私たちの暮らしと医療機器「第6回 麻酔器のしくみ」．
http://www.jfmda.gr.jp/devicekikaku/topix/06/index.html より転載

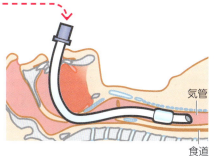

麻酔器の蛇腹を気管挿管チューブに接続する

EDD：Esophageal intubation Detector Device，食道挿管検知器

〈動脈ライン確保（必要時）〉

　術中・術後に血液ガスを測定する必要がある場合は，動脈ラインを確保します．動脈ラインの場合は，点滴のときのようにただラインを動脈に刺すわけにはいきません．なぜなら動脈の圧は収縮期で約120mmHgもあるために，動脈血がライン内に逆流してしまうからです．120mmHg（水銀柱）をcmH_2O（水中圧）の単位に直すと，水銀は水の13倍の重さなので，12cm×13＝$156cmH_2O$になります．約150cmの高さまで血が噴き出る力が動脈にはあるということです．

　ちなみに静脈の圧は約5〜$12cmH_2O$ですから，点滴静脈内注射は加圧しなくてもボトルの位置を針の刺入部より上方に置けば滴下が可能です．

　これらの理由から動脈ラインを確保するときは，ヘパリンナトリウム（抗凝固薬）入り生理食塩水のソフトバッグを加圧バッグに入れ，300mmHgまで加圧して注入するため，その準備をしておきます．動脈の刺入部としてよく選択される血管は，手関節部の橈骨動脈です．

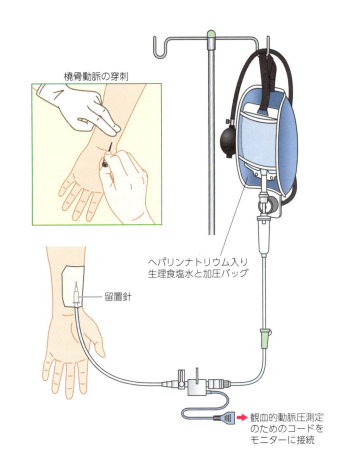

〈膀胱温測定機能つき膀胱留置カテーテル挿入〉

　尿道口を消毒後，深部体温測定センサーのついたバルーンカテーテルを無菌的に挿入します．バルーンカテーテルのケーブルをモニターに接続したら膀胱温を確認します．

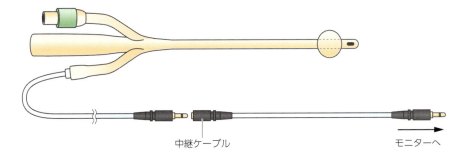

■膀胱留置カテーテル挿入の目的

　膀胱留置カテーテル挿入の目的は，深部体温を測定するほか，術中の排尿量を正確に把握し，水分出納バランスをチェックして，末梢循環の良否や腎機能のめやすにすること，術中の補液管理に役立てること，尿閉・尿失禁を防いで手術操作を容易にすることなどです．

　また，尿量でのショックのめやすは，体重1kgあたり0.5〜1mL/時間以下ですが，術中は不感蒸泄の増加や出血もある一方で補液もします．そのため，麻酔科医は多方面の情報から水分出納を判断して補液などの指示を出します．

悪性高熱症の治療

一般的に術中体温は低下傾向にありますが，まれに，筋弛緩薬や吸入麻酔薬の投与後，素因のある患者さんで悪性高熱症を発症する場合があります．

特徴的な症状は筋硬直，頻脈性不整脈，血圧変動，低酸素血症，急激な体温上昇（40℃以上の高熱），赤褐色尿（ミオグロビン尿），血清カリウム値上昇などです．

その場合は，誘因薬物の投与を中止し，特効薬のダントロレンナトリウム水和物（ダントリウム®）の静注を行わなければ致命的です．全身冷却も同時に行います．

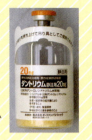

悪性高熱症の特効薬
ダントロレンナトリウム
水和物（ダントリウム®）

表2 膀胱留置カテーテル挿入の手順と留意点

手順	留意点
1) 物品配置とキットの開封，膀胱留置カテーテル・採尿バッグを準備する． 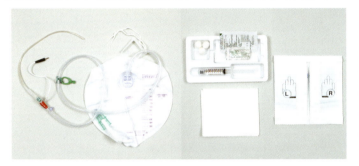	・作業しやすいように物品を配置する． ・挿入するカテーテルなどの長さを考えて広めに滅菌状態を保っておく． 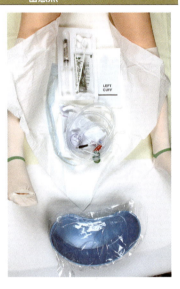
2) 滅菌手袋を装着する．	・滅菌キット内に単包パックの滅菌消毒薬や滅菌潤滑剤がセットされていない場合は，滅菌手袋を装着する前にキット内の綿球・ガーゼに消毒液・潤滑剤を垂らし，その後滅菌手袋を装着する． ・3)と4)の順番は逆でも構わない．
3) 綿球に消毒液を注ぐ． 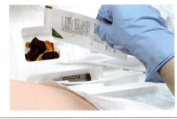	
4) 滅菌の潤滑剤をトレイ内に垂らす． 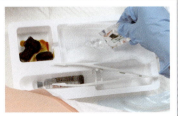	

（協力：株式会社メディコン）

手順	留意点
5) キット内のバルーン用滅菌蒸留水が入ったシリンジのキャップをはずしておく.	• キット内に滅菌蒸留水が入っていない場合は,手袋をする前にシリンジに滅菌蒸留水を吸って準備しておく.そのシリンジはキット内に入れない.
6) 尿道口とその周辺を消毒する. 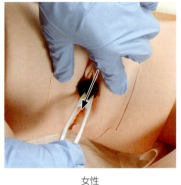 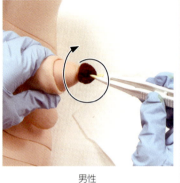 　　　女性　　　　　　　男性	• 女性は前から肛門側に向かって消毒し,肛門側の汚れを尿道口側にもってこないよう注意する.男性は尿道口から外側に向かって消毒する.
7) カテーテル先端に滅菌潤滑剤を塗布する. 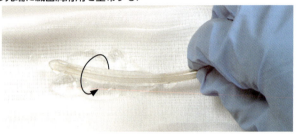	
8) 尿道の長さ分カテーテルを挿入し,尿の流出を確認する. 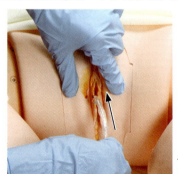 　　　　　4〜6cm挿入 　　　（男性の場合は16〜18cm）	• 尿道の長さを越えたあと,さらに接続管内への尿の流出を確認し,膀胱内に管が入ったことを確かめる. |	尿道の長さ
女性	4〜6cm
男性	16〜18cm	
9) さらに4〜5cm挿入する. 男女の尿道の長さを越え尿の流出を確認したら,さらにバルーンの膨らむ部分が確実に膀胱内に入るまで,約4〜5cm挿入する. 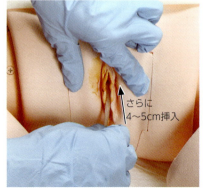	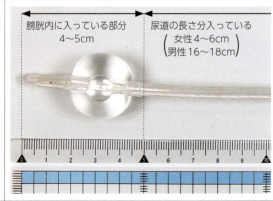

手順	留意点
10) 滅菌蒸留水を注入する. 滅菌蒸留水は規定量（たとえば10mL）を注入する. 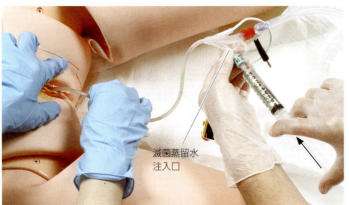 バルーンは膀胱内で膨らませる	・バルーンに入れる滅菌蒸留水の量は，使用するバルーンカテーテルにより異なるため，バルーンに記載されている量を守る．規定量より多すぎると破裂し，尿道や膀胱を損傷させる危険がある． ・万一，尿道口内でバルーンを膨らませてしまうと，尿道粘膜を圧迫し損傷につながる．さらに圧力をかけすぎてバルーンが破裂すると出血のおそれもある．したがって，バルーンは必ず膀胱内で膨らませなければならない．
11) カテーテルを引く. 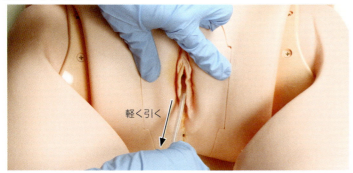	・強く引きすぎると尿道を傷つけるおそれがあるのでやさしく引く．引いたら，バルーンが膀胱内で膨らみ固定されたことを確認する．
12) カテーテルをテープで固定する. 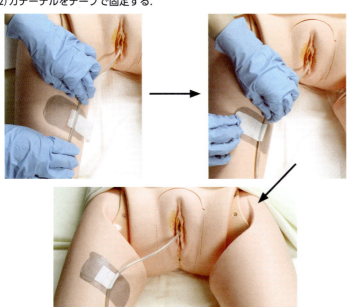	・術野の邪魔にならないところに固定する．

Part ❶ 基本的な周手術期看護

〈体温調節装置ON〉

　全身麻酔をかけると，麻酔導入後1～2時間で患者さんの核心温が0.5～1.5℃低下するといわれます．理由は，麻酔薬・筋弛緩薬により筋肉の動きが抑制され基礎代謝が低下し，末梢が冷たくなり，温かい核心温の熱が末梢に分布されるためで，体全体が低体温になります．全身麻酔が長時間に及ぶ手術や体温調節中枢が未熟な小児の手術などでは，より注意が必要です．必要に応じて体温調節装置で保温します．

〈胃管挿入〉

　数十年前は，朝9時執刀予定の患者さんは，7時ごろから病棟で胃管が挿入され，手術部に入室するという時代がありました．意識のあるうちに胃管が挿入されると患者さんたちは，一様に元気がなくなりました．胃管のために鼻腔も咽頭も不快になり，苦痛を伴うからです．その様子から，胃管を入れるタイミングが現場で見直され，いまは，手術部で患者さんの意識がなくなってから挿入されるようになりました．その結果，患者さんの苦痛となる時間を減らすことができました．

　ただし，挿入する麻酔科医にとっては，患者さんが眠ってから胃管を入れることになったので，意識があるときと違って管を食道から胃へと嚥下してもらうことができなくなり，昔よりも入れにくくなっています．

　胃管挿入の目的は，嘔吐による誤嚥防止のほか，胃切除術後であれば，吻合部からの出血・滲出液を排液し吻合部の減圧をはかることです．そのほかの消化管の術後では，まだ消化管の運動が回復していない時期の嘔気・嘔吐予防や急性胃拡張予防などがあげられます．消化管への侵襲がない手術の場合，術中の胃管からの胃液の排出量は一般的には少なめです．近年はより早期抜去の傾向にあり，消化器系に侵襲の少ない手術では覚醒直後に胃管を抜去するケースも増えています．

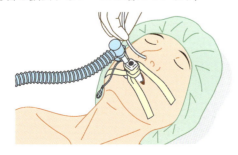

〈術式に応じた体位への変換と体位の固定〉

　すべての手術が仰臥位のまま行われるわけではありません．術式に応じて，全身麻酔下で側臥位・腹臥位・截石位（せきい）など体位を変換しなければなりません．

　体位変換はとても危険な作業です．なぜなら，患者さんには意識がなく，骨格筋も弛緩しており自力での体動が困難だからです．変な動かし方をされても痛みも苦痛も訴えることができません．また，自発呼吸はなく気管挿管をして麻酔器で人工的に呼吸管理しており，万一，それがはずれたら命にかかわります．心電図，血圧計，点滴など各種ラインも入っています．

　したがって，この段階の体位変換は，患者さんの生命をつなぐラインを確保しつつ，無理な動きを避けてやさしく支え，転落事故防止に努め，バイタルサインの変動を極力起こさないように丁寧，かつ迅速に行わなければなりません．

　麻酔科医，術者，看護師たちは万全の人数を確保し，協力態勢を整え，声をかけ合いながら患者さんの体位変換を行います．

■ 術中体位の条件

①神経圧迫や過伸展を避けて神経損傷を起こさない
②呼吸・循環を妨げない
③無理のない関節可動域の範囲で動かす
④術野が確保される体位とする

表3 手術時の体位の種類と留意点

※どの体位でも褥瘡好発部位への圧迫を避けるように体圧分散マットやクッションを活用する．

手術時の体位の種類	留意点
仰臥位 例：消化器系などの手術　　　…褥瘡好発部位 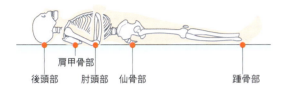 　　　　　　　肩甲骨部 　後頭部　肘頭部　仙骨部　　　　　踵骨部	・長時間の手術や低栄養状態，高齢者などは，とくに褥瘡に留意する．好発部位には除圧用スポンジを使用するなど，体位の工夫を行う． ・体軸と直角以上の上肢の外転や前腕の外旋は，上腕神経麻痺をまねくため，上肢の外転は直角までにとどめる．前腕は，回内・回外中間位とし，手掌は上向きにしない． 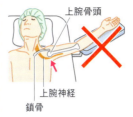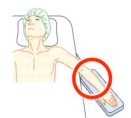
側臥位 例：肺切除術などの胸郭内手術 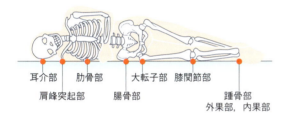 　耳介部　肋骨部　大転子部　膝関節部 　肩峰突起部　腸骨部　　　　　踵骨部 　　　　　　　　　　　　　外果部，内果部 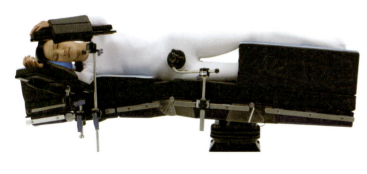 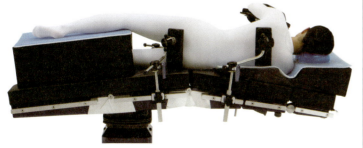 （画像提供：村中医療器株式会社）	・体位変換前に各種ラインを整理する． ・気管挿管チューブの脱落や挿入の長さの変化を防ぐ． ・患者さんの頸椎などへ負担をかけずに体位変換を行う． ・頭と脊柱の水平位置を保つように頭部の枕の高さを調整し，下方耳介の屈曲がないことを確認し，耳介の褥瘡を防ぐ． ・上腕神経叢の圧迫による神経損傷を予防するため，下側の腋窩に体圧分散枕を挿入する．尺骨神経・橈骨神経麻痺にも注意する． ・下の手台とベッドの高さを合わせる． ・両下肢が重ならないようにし，下肢のあいだにクッションをあてる．

手術時の体位の種類	留意点
腹臥位 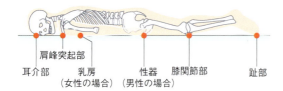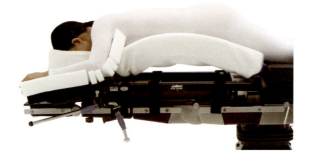	・体位変換前に各種ラインを整理する. ・気管挿管チューブの脱落や挿入の長さの変動を防ぐ. ・頸椎など,患者への負担をかけずに体位変換する. ・顔面,眼,耳,腕,膝,股関節,肘,乳房(女性),男性器などが圧迫を受けないように注意をはらう. ・頭部の正中位置を保つ. ・肩関節の過伸展・過外転による上腕神経麻痺に注意する. ・肘・上肢の圧迫による橈骨・尺骨神経麻痺に注意する. ・上下肢が落下しないように注意する. ・足関節の過伸展は,術後尖足のおそれがあるので避ける. ・腹部・大腿静脈の圧迫に伴ううっ血による深部静脈血栓症に注意する. ・ライン類による皮膚圧迫を防ぐ. ・体位変換後の血圧低下や徐脈に注意する. ・電気メスによる熱傷を防ぐため,患者さんの体が金属部分に接触しないよう注意する.
截石位(切石位,砕石位) 例:腟・子宮などの婦人科系手術,膀胱・前立腺などの泌尿器科系手術,肛門・直腸などの消化器系手術など 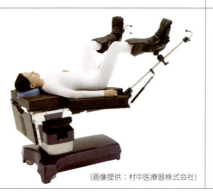 (画像提供:村中医療器株式会社)	・開脚した下肢の固定具・支脚器による神経圧迫に伴う腓骨神経・坐骨神経麻痺などに注意する. ・股関節・膝関節の屈曲による下肢の循環障害や仙骨部の発赤・褥瘡などに注意する.

〈間欠的空気圧迫装置の装着〉

術中同一体位の継続と静脈血のうっ滞,脱水などで起こるおそれのある"静脈血栓塞栓症"を予防するために,患者さんが病棟から履いてきた弾性ストッキングの上から間欠的空気圧迫装置のスリーブを装着します.

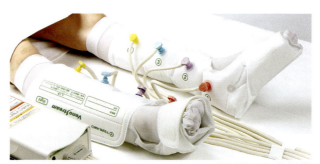

(画像提供:テルモ株式会社)

〈電気メスの対極板貼付と本体への接続〉

対極板の望ましい貼付部位としては，以下のような条件を満たす部位が選択されます．一般的に大腿，殿部などに貼ることが多いです．ただし，手術部位によって，また，熱傷などで健康な皮膚面がかぎられている場合は，必ずしも望ましい部位に貼れないこともあります．

■ 対極板の望ましい貼付部位

①傷跡などがなく平らな皮膚面で密着させやすい部位
　対極板の密着性が高いと対極板から効率よく電流が回収されるので，発赤や熱傷を防ぐ．

②なるべく体毛のない部位または，体毛の少ない産毛程度の部位
　体毛が多いと対極板の密着性が十分でない部分に熱が発生し，発赤や熱傷の危険性がある．

③十分な装着面積が確保できる部位
　対極板全体がしっかり貼れる部位を選択し，効率よく電流が回収されるようにする．

④血行のよい筋肉がたくさんある部位
　血行のよい筋肉が多い部位を選択することで電流が効率よく対極板に回収される．

■ 対極板の貼り方とはがし方

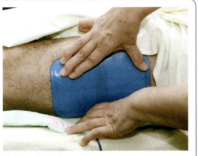

①ゲルがはがれないように対極板を保護シートからゆっくりとはがす．

②対極板全体をしっかり皮膚表面に貼る．皮膚から浮いている部分がないか，はがれがないかを確認する．

③コネクタを電気メス本体に接続する．

④電気メス使用中に出力が低下した場合，対極板の接触不良が起きていないか，貼付状態を必ず確認する．

⑤対極板が強力に貼りついている場合は，皮膚と対極板のあいだにアルコールかぬるま湯をしみ込ませるとはがしやすい．

■ 対極板の貼付に望ましくない部位

①関節部や骨の突出した屈曲部位
　筋肉と違って関節部位は電流に対する抵抗が大きく，関節や骨の突出部で熱を発生させるおそれがある．

②細く痩せている上下肢
　細く痩せた上下肢などのほとんど骨という部位の全周に巻くように貼ると，中を流れている電流が骨と皮膚のあいだの小さい筋肉を流れることになり，そこで熱が発生する危険性がある．

③皮膚損傷部位，傷跡が瘢痕化した部位
　皮膚面が平らでない場合，対極板の密着度が不良となり，一部で熱をもち，発赤・熱傷の危険性が高まる．

④臍部
　腹部に貼付する場合には，対極板が臍孔を覆わないように注意する．接触不良部があると熱傷のおそれがある．

⑤体内に金属の埋め込みがある場合や指輪装着
　電気メスの電流が金属・指輪に流れて熱傷を起こすことがある．

⑥患者さんの皮膚と手術台の金属部分との接触
　手術台の金属部分に患者さんの皮膚が接触していると，接触部に電気メスの電流が流れて熱傷を起こすことがある．

⑦入れ墨部位
　入れ墨は，針などで傷をつけた皮膚に酸化鉄などの金属成分の色素が入っているため，熱傷のおそれがある．

⑧胸郭の下
　高周波電流はほとんどが体表面を流れて対極板に回収され，心臓には直接通らないといわれているが，危険な不整脈が生じたときに対極板が原因として疑われることがないように念のため避ける．

⑨手術中に圧迫を受ける部位

⑩血行不良の部位
　血行不良の部位は，通電性が悪く，対極板への電流の回収が不良となる．

⑪毛深い部分
　毛深い部分に対極板を貼ると対極板の接触面積が小さくなり，貼っていた部分に発赤や熱傷を起こすおそれがある．必要に応じて貼付部位の余分な体毛は除毛する．

⑫汗，体液，薬液，汚れや油分などの付着がある部位
　発汗，体液，薬液，汚れや油分などの付着で対極板が浮きあがってしまうと，皮膚と対極板のあいだの接触抵抗が大きくなって熱傷のおそれがある．アルコール清拭後，十分に乾燥させてから貼るよう徹底する．

■ その他注意点

①湿布や硝酸イソソルビドなどの貼付薬は，除去して手術に臨む．湿布や貼付薬などは，対極板以外の通電部位になりうるため術前訪問などで確認し，手術時には除去しておくよう説明する．製剤のアルミニウム箔が破裂したり発熱したりすることで熱傷の危険がある．

②原則として，可燃性のガスや液体のある環境下で電気メスを使用しない．腸内ガス・排ガスへの引火にも留意する．
　皮膚消毒にエタノール製剤などの可燃性消毒液を使用した場合は，十分乾燥したことを確認したうえで電気メスを使用しなければ，引火して患者さんが熱傷を負う危険性がある．事例として，気管挿管チューブから酸素吸入しつつ，電気メスで気管切開をしようとして，チューブが発火した事故がある．気管挿管チューブは200℃で発火し，酸素は支燃性が高いので留意する．

〈角膜保護テープ貼付〉

　角膜保護テープは，手術時に消毒液や血液が眼に入り角膜を損傷することを防ぎます．また，麻酔中に眼瞼（がんけん）が閉じきれていないと眼球が乾燥しますので，角膜保護テープを貼り，きちんと閉眼させます．手術終了時にゆっくりとはがすなどすれば，睫毛（しょうもう）（まつげ）が抜けてしまうほどの粘着力の強さはありません．昔，角膜保護テープがなかった時代には，眼軟膏を目に塗布していたこともありました．

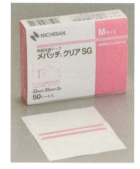
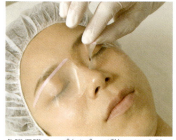

角膜保護テープ（メパッチ™クリアSG）
（画像提供：ニチバン株式会社）

〈BISモニターの数値による意識レベルの確認〉

　BISモニターの数値と意識レベルの関係は，下記のとおりです．100は覚醒で，全身麻酔時の適正催眠レベルは40〜50（60）とされています．ほかに，血圧上昇や頻脈，体動，流涙といった症状は麻酔が浅いときの徴候です．

表4　BISモニター値と意識レベル

BIS値	意識レベル	備考
100	覚醒	浅すぎる麻酔は，術中覚醒や術中の不快な記憶が残るリスクがある
	浅い〜中等度鎮静	
70	深い鎮静〜浅い催眠（想起の可能性が低い）	
60	適切な催眠（意識のある可能性が低い）	BIS 40〜50（60）：全身麻酔時の適切な鎮静状態
40	深い催眠	
0	脳波（EEG）フラット	麻酔の過剰投与・深すぎる麻酔は，術後覚醒遅延や麻酔の副作用（血圧低下，嘔吐など）のリスクが高まる

麻酔時は40〜50（60）

（画像提供：コヴィディエン ジャパン株式会社）

3　術野消毒から気管挿管チューブ抜管，覚醒まで

〈術野の消毒〉

　皮膚のすぐ下は無菌ですが，皮膚表面には微生物が多数存在しています．そのため，切開する術野やドレーン挿入部位は消毒をして感染予防をはかります．一般的に手術時に汎用される消毒薬は，ポビドンヨード（イソジン®）です．その理由は，抗菌スペクトルが広いからです．「抗菌スペクトルが広い」とは，特定の細菌にかぎって抗菌効果があるのではなく，幅広く多くの細菌に抗菌効果があるということを意味します．

　ただし，ポビドンヨードは，術野に色がつき，液体の状態で長く皮膚に付着していると皮膚炎を生じることが

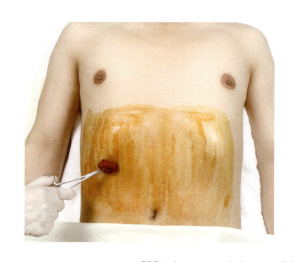

EEG：electroencephalogram，脳波

あります．そこで，消毒液が回らないように体の下にタオルなどを敷いて，消毒薬を吸いとらせ，術後はハイボアルコールでポビドンヨードの色を脱色させます．患者さんには術前にヨード過敏症でないことを確認しておきます．ヨードに過敏な場合は，クロルヘキシジングルコン酸塩（ヒビテン®）などに切り替えます．

〈執刀から患部の摘出・修復，縫合（閉創）前の確認〉

執刀が始まり，患部の摘出や修復が行われます．器械出し看護師は，術者の操作が順調にいくように器械出しをタイミングよく行います．外回り看護師は，全スタッフの状況を見わたし連携をとりながら必要な支援や室内・室外との調整を行い，患者さんの観察・記録・出血量測定などを行います．摘出した組織の病理診断をする場合は，病理部へ組織を送ります．なお，術中にX線撮影を行う場合は，プロテクターという鉛入りの重い防護衣を身に着けます．

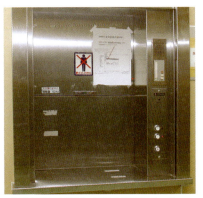

摘出組織を病理部へ送る小型エレベーター

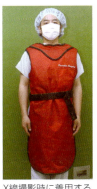

X線撮影時に着用するプロテクター

患部の摘出や修復が終わったら，閉創前に外回り看護師と器械出し看護師は，ガーゼなどの衛生材料，メス・針などの器械・器具を正確に数え，術者に報告し，患者さんの体内に何も残っていないことを確認します．患者さんの体内にガーゼや器具などが残ってしまうことを"体内遺残"といいます．あってはならないことです．

図13　ガーゼカウント

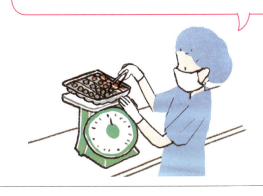
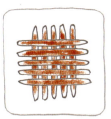

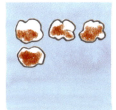

外回り看護師は，適宜出血量を測定します．
ガーゼの回収枚数が多いときは，10枚になったらひとまとめにするなど，回収枚数が容易にわかるための工夫をします．

輸血をするか否か

厚労省の指針は，輸血開始のめやすを循環血液量の20〜50％以上の出血としていますが，術前の貧血の有無，術中の出血量と貧血（赤血球，ヘモグロビン，ヘマトクリット）データで麻酔科医が判断します．とくにヘモグロビンが肝心で，ヘモグロビンが10g/dL以上であれば500〜1,000mLくらいまでの出血は補液で対処する場合が多く，6g/dL以下は輸血が必須と考えられます．

〈縫合（閉創）〉

　最終的な皮膚の縫合は，縫合糸またはスキンステープラーで行われます．

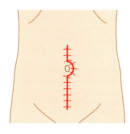
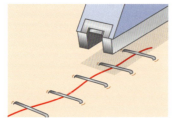

〈ハイポアルコール清拭〉

　ヨード剤であるポビドンヨード（イソジン®）が皮膚に長く付着すると炎症を起こすおそれがあります．それを防ぐ目的で，ヨードの脱色効果をもつハイポアルコールでポビドンヨードのついている部位を清拭します．ハイポアルコールは，あらかじめ保温庫で温めておき，適温のものをガーゼにしみ込ませてきれいに拭きとります．

　患者さんは覚えていなくても温かいハイポアルコールガーゼで拭きます．ささやかな配慮が看護では大切なことです．

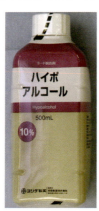

〈対極板など不要なものを取り除く〉

　対極板や角膜保護テープなど，不要なものははずします．対極板を貼付していた部位は，念のため発赤や熱傷などがないことを確認します．

〈鎮痛薬投与〉

　覚醒前に医師の指示により硬膜外持続チューブ，あるいは持続皮下注射ルート，または筋肉注射などの方法で，鎮痛薬を投与します．患者さんが痛みを感じないで覚醒できるようにするためです．

〈姿勢体位の調整〉

　スタッフみんなで協力して，患者さんを仰臥位の安楽な体位に戻します．

〈筋弛緩薬拮抗薬の管注，および麻酔薬投与の中止〉

　麻酔科医は，患者さんに自発呼吸が出てきたのを確認して，筋弛緩薬拮抗薬を投与します．筋弛緩薬としてロクロニウム臭化物（エスラックス®）を使用した場合は，スガマデクスナトリウム（ブリディオン®）を投与します．筋弛緩薬拮抗薬とは筋弛緩を「元に戻す（リバース）」ための薬です．麻酔科医は維持麻酔を中止します．

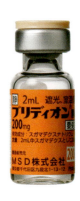

〈覚醒の確認〉

　麻酔薬や筋弛緩薬の効果がなくなると患者さんは覚醒してきます．具体的には以下の3つを確認し，患者さんの覚醒状態を確認します．

①呼名反応があるか：意識が戻ってきていることを確認するために呼びかけに反応する（うなずく）かを確認します．

②深呼吸できるか：麻酔から覚め，筋弛緩がとれて自力で呼吸ができること，舌根沈下していないことは，気管挿管抜管のための大切な条件です．

③開眼できるか，手を握れるか：大々的な筋肉運動ができなくても眼瞼の小さな筋肉や指の筋肉を動かすことができるかを確認し，筋弛緩薬拮抗薬が効いて筋弛緩作用がとれてきたかを確認します．

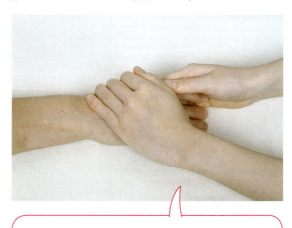

○○さん，手術が終わりましたよ…わかりますか，手を握れますか（手に触れつつ脈や手の温かさも確認します）．深呼吸しましょう…

〈気管吸引と口腔内吸引，胃管抜去，気管挿管チューブ抜管〉

　術中の吸入維持麻酔ガスによる気道の刺激や，気管挿管チューブの刺激により痰が増加します．抜管前後に，気道分泌物をしっかり吸引します．術後に胃管挿入が不要なケースであれば，麻酔科医は痰の一時吸引をしながら胃管も抜きます．

〈酸素吸入と保温〉

　麻酔薬によって基礎代謝が低下し，体温調整機能が低下していた患者さんは，麻酔から覚めたときに，全身の筋肉をふるわせて熱を発生させ，平常の体温に戻そうとします．がたがたふるえるその現象を"シバリング"（shivering；ふるえ，身ぶるい）といいます．そのときは，シバリングに対する保温と酸素吸入が大切です．

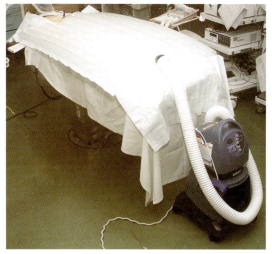

温風注入器による保温

4 リカバリールーム（回復室）から病棟への移送

〈リカバリールーム（回復室）への移送とバイタルサインの観察〉

　抜管後，手術室から手術部入口のリカバリールームまで患者さんを移送します．リカバリールームで酸素吸入などを行いながら患者さんのバイタルサインの安定を確認します．

〈病棟への連絡〉

　患者さんのバイタルサイン，全身状態などが安定していることを確認し，麻酔科医と術者が手術室から病室への移動が可能であるかの判断・指示をします．

〈病棟ベッドへの移乗と寝衣などの着用介助〉

　病棟看護師が病棟のベッド（またはストレッチャー）とともに手術部に到着したら，手術部の看護師と麻酔科医，病棟の看護師と主治医が協力してベッドに患者さんを移します．

　その際，患者さんの痛みが増強しないように注意し，点滴ラインや創部のドレーンが抜けたりしないように気をつけます．

　手術台から病棟のベッドに移動したら，すみやかに腹帯や胸帯，T字帯，寝衣，掛け物で覆います．その際，創部上のガーゼ汚染の有無，ドレーンからの出血や排液の性状を確認しながら介助します．酸素マスクはベッド（またはストレッチャー）についている酸素ボンベにつなぎ，ライン類を整えます．

〈病棟看護師への引き継ぎ〉

外回り看護師は，病棟看護師に術中経過，手術結果を引き継ぎます．引き継ぐ内容は以下のとおりです．

- ・術式と手術時間，術中体位
- ・麻酔方法と麻酔時間
- ・創部やドレーンの位置
- ・出血量や尿量など ⎫
- ・点滴部位や残量，総輸液量 ⎬ 水分出納バランス
- ・輸血の有無　実施した場合は
  輸血の種類と輸血量（単位）
- ・ガーゼカウント確認 ⎭
- ・術中のバイタルサインや特記事項と使用薬剤など
- ・退室時バイタルサインや全身状態

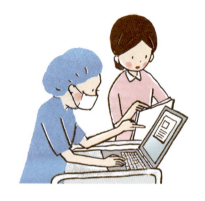

〈手術部から病棟への移送〉

病棟看護師が引き継ぎを受けているあいだに，主治医（または引き継ぎを受けない病棟看護師）たちが患者さんを病棟に搬送します．

移送前に鎮痛薬の必要性がないか，患者さんは落ち着いているかなどを確認してから移送します．

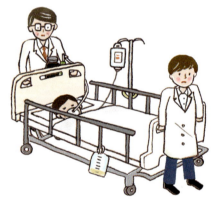

図14 ハッチウェイによる手術台からベッド（またはストレッチャー）への移乗

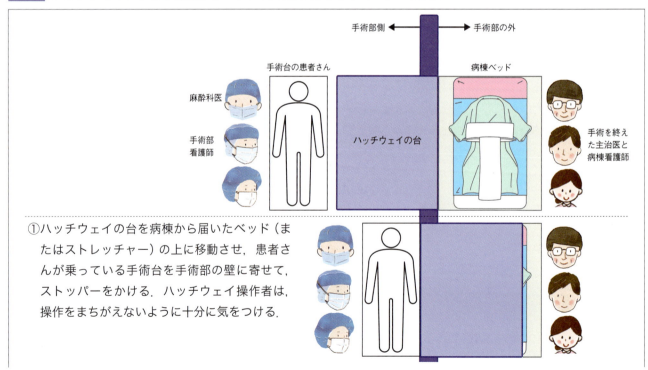

①ハッチウェイの台を病棟から届いたベッド（またはストレッチャー）の上に移動させ，患者さんが乗っている手術台を手術部の壁に寄せて，ストッパーをかける．ハッチウェイ操作者は，操作をまちがえないように十分に気をつける．

②患者さんのライン類に気をつけながら,患者さんの体の下にハッチウェイの台を滑り込ませる.患者さんの体を適宜支える.

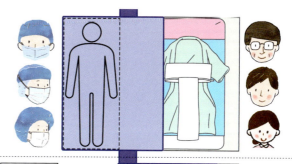

③ハッチウェイの台を病棟のベッドの上に移動したら,ハッチウェイの台のカバーのみを回転させて,患者さんの体をベッド中央まで動かす.手術部スタッフは,患者さんのそばに立ち,転落事故のないように注意する.点滴ラインなどは病棟スタッフにわたす.

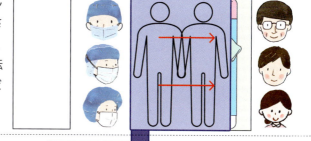

④ハッチウェイの台を患者さんの体の下から抜く.主治医や病棟看護師は台が抜ける際に体を支え,患者さんを不安にさせない.ライン類を整え,すみやかに寝衣・掛け物などで覆う.酸素ボンベでの酸素吸入を開始する.移送を担当する主治医や看護師は,すみやかに患者さんを病棟へ移送する.病棟看護師は引き継ぎを受ける.

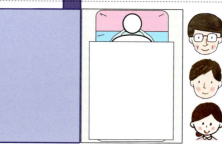

MEMO

手術部の構造と設備

1 清潔区域と準清潔区域

手術部は，大きく「清潔区域」と「準清潔区域」に分かれています．

> 各手術室内の空調システムは陽圧になっており，清浄化された空気が天井から流れ出て，床に近い排気口に吸い込まれます．またドアが開いたときは中廊下側に流れ出ていきます．

図15　手術部の構造（東京医科大学病院の例）

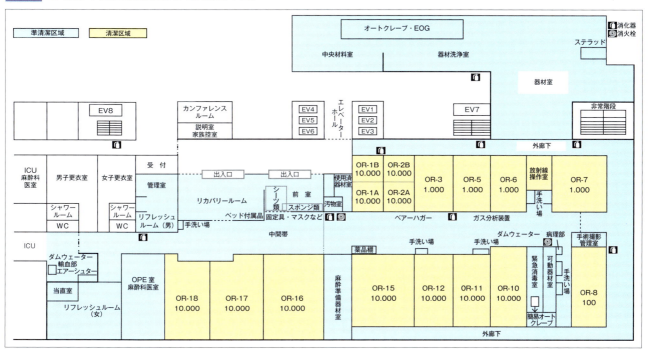

2 各手術室内の空気の清浄度

手術室では，患者さんの感染防御機構である皮膚を切り開きます．したがって，患者さんに触れる空気の清浄化が重要です．

各部屋が無菌的な構造になっています．室内の空気は，天井面に組み込まれたHEPAフィルターを通して清浄化され，下方にいる患者さんおよび医療従事者に流れます．その後，気流は壁面に設置された排気口に吸い込まれて温湿度調整され，またHEPAフィルターを通して室内に入る，というように循環します．ドアが開いた場合には，室内空調は原則陽圧なので，外廊下に空気が流れ出るしくみになっています．

手術室における無菌室設備の目的は，術野に流れる塵埃を排除することで細菌を除去し，術野の感染を防ぐことにあります．

HEPAフィルター：high efficiency particulate air filter, 高性能微粒子エアフィルター

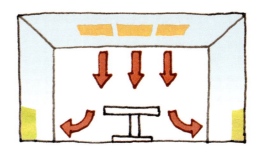

手術室内の空気の清浄度は、これまでNASAの基準が一般的に使われてきました。p.115 **図15**の手術室(OR)内の100・1,000・10,000という数字がNASA規格(**表5**)による空気清浄度を表します。

日本では2002年にISO(国際標準化機構)の規格に整合性をもたせ建築物の衛生的環境基準を改定しています。「病院設備設計ガイドライン(空調設備編)HEAS-02-2013」をもとに、手術室の清浄度クラスを抜粋したものが**表6**です。

表5 手術室内の空気の清浄度クラス(NASA規格)

空気清浄度クラス	1ft³(1立方フィート)中にある0.5μm以上の粒子の数	手術の例	室内圧
クラス100	100個以下	関節置換術	陽圧
クラス1,000	1,000個以下	心臓外科・脳外科など	
クラス10,000	10,000個以下	一般外科	

表6 手術部と関連部署の空気の清浄度クラス

清浄度クラス	名称	説明	周辺諸室に対する圧	該当室の代表例
I	高度清潔区域	超高性能(HEPA)フィルタによる層流方式を適用した高度な清浄度の区域	陽圧	バイオクリーン手術室
II	清潔区域	高性能以上のフィルタを使用して空気を浄化	陽圧	一般手術室
III	準清潔区域	中性能以上(なかでも高性能側)のフィルタを使用	IV以下の区域に対して陽圧	手術手洗いコーナー、ICU
IV	一般清潔区域	開創状態でない患者が在室する区域。複数の部屋をまたがって供給する単一ダクト空調方式の場合、中性能以上のフィルタを使用することが望ましい	等圧 ※新生児室は陽圧	手術部周辺区域(回復室)、材料部
V	汚染管理区域	有害物質・感染性物質が発生する部屋。室外への漏出を防止する	陰圧	病理検査室
	拡散防止区域	不快な臭気や粉塵などが発生する部屋。室外への拡散を防止する	陰圧	汚物処理室

日本医療福祉設備協会規格・指針委員会編:病院設備設計ガイドライン(空調設備編)HEAS-02-2013. 日本医療福祉設備協会, 2013を参考に作成

3 手洗い場の設備

術者や器械出し看護師が手を洗う場所は、各手術室に近い位置が望まれます。水を出したり止めたりするときは、手の近くのセンサーか、足で操作できるようになっています。水については、従来、手術室の手洗いは「滅菌水」とされてきましたが、「水道水」と「滅菌水」での手洗い後の"細菌数に有意差はない"という研究報告により、2005年医療法が一部改正されました。それ以降「滅菌水での手洗い」設備の設置義務はなくなり、「清潔な手洗い」の設備でよいということに変わっています。したがって、近年の手術室の手洗い場は、滅菌水を出すためのフィルターが撤去され、普通の水道水が出るようになっています。

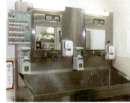
手洗い場

4 中央材料室(中材)との位置関係と手術部の滅菌器

中央材料室とは、手術や病棟で使用する物品の洗浄・消毒・滅菌業務などを行う部門です。手術部と同じフロアで隣接していることが望ましいです。なお、各種滅菌器は、手術部にも設置されています。設置されている滅菌器には、オートクレーブ(高圧蒸気滅菌器)、簡易式オートクレーブ、過酸化水素低温プラズマ滅菌器(ステラッド®)、エチレンオキサイドガス滅菌器などがあります。

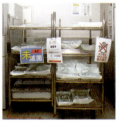
中央材料室

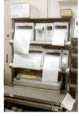

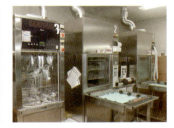
手術部の器材洗浄・乾燥室

NASA:National Aeronautics and Space Administration、米国航空宇宙局

表7 中央材料室や手術室で使われる滅菌器

滅菌器	特徴	注意点
オートクレーブ（高圧蒸気滅菌器） 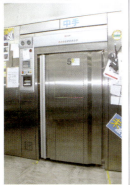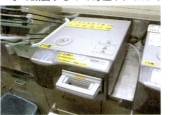 簡易式オートクレーブ	・高温（約121〜135℃）の飽和蒸気（熱をもうこれ以上取り込めない状態にまでなった水）で圧力を上げて、20分程度で、すべての細菌・ウイルス・微生物・胞子のタンパク質を変性・死滅させる滅菌法． ・金属の手術器械、ガラス器具の滅菌が可能． ・水で滅菌するので毒性やアレルギーの心配がない．	・高熱で溶けるプラスチック器具には使えない． ・被滅菌物の耐熱限度を確認して用いる．
過酸化水素低温プラズマ滅菌器（ステラッド®） 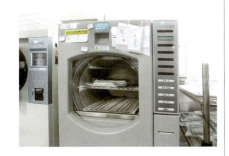	・過酸化水素（H_2O_2）で滅菌．過酸化水素は滅菌後、水と酸素に分解され害がない． ・低温・低湿のため、熱や湿度に弱い医療機器の滅菌が可能．	・紙・リネン・木材などの水分を吸収する素材や液体・粉体は滅菌できない．
エチレンオキサイドガス（EOG）滅菌器 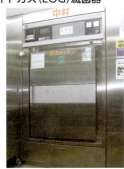 ホルマリンガス滅菌器 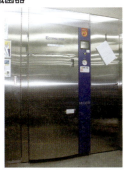	・低温（約60℃）で滅菌するため耐熱性の低いゴム製品、プラスチック類、光学器械類などの滅菌に適している．	・滅菌処理に要するコストが比較的大きい． ・滅菌後の残留ガスの除去に注意を要する． ・滅菌後、残留ガスを除去してから使用しなければならないので、時間を要する．

EOG：ethylene oxide gas，エチレンオキサイド（酸化エチレン）ガス

5 清潔な滅菌器材・衛生材料の搬入経路（→）

人と器材の動線については「清潔なもの」と「不潔なもの」の移動ルートが交差しにくい構造設備になっています．手術で使用する滅菌器材を保管する器材室は人の出入りが少ない手術部奥の準清潔区域に位置し，そこから搬入されます．

6 術後不潔になった器材・衛生材料の搬出経路（→）

不潔になった使用後の手術器材は，手術部入口寄りの使用済み器材室から一般の廊下を通って，洗浄，乾燥室に運ばれ，また新たにセットされ滅菌されます．出血などの排液も手術部の入口寄りの汚物室で処理されます．

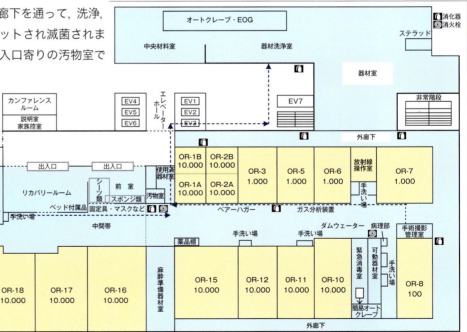

7 壁や床の材質・構造・清掃

手術室内の壁や床は、日々の清掃に耐えるよう耐湿性・耐薬品性の素材でできており、清掃しやすい構造になっています。

アメリカ疾病管理予防センター（CDC）の手術部位感染防止ガイドライン（1999年）では、目に見える汚染がないかぎり、手術と手術のあいだに壁・床・使用機器を消毒することは勧告されていませんが、その日最後の手術後、消毒薬入り洗浄薬で手術室床面の清掃を行うことが勧告されています。日本においても、床のように人の体がほとんど接触しない面は、1日1回、湿式清掃ないし洗浄薬を用いた湿式清掃を行うことになっています。血液などによる汚染があれば別です。

また、手術室の準清潔区域から清潔区域への入口に消毒薬含有マットや粘着マットが敷いてあった時代がありましたが、微生物の減少効果や感染率低下につながらないとして、設置しないことになりました。

手術室には手術台や各種医療機器など、重量が大きいものがたくさんあります。そのため、床にはそれらの圧力や移動に耐えられる頑丈な材料が使われています。

8 照明設備（無影灯）

手術野を照らす無影灯の条件は、以下のとおりです。

- 術野に影を作りにくい
- 操縦しやすい、照らしたいところを照らせる
- 電灯の寿命が長い
- 低発熱の光で、術野の乾燥を防ぎ、術者や器械出し看護師の暑さを軽減する
- 掃除がしやすい（シャンデリアのような構造だと清掃・消毒がしにくい）

手術室には太陽光線が入らないようになっており、窓がありません。もし、手術室に窓があったら、手術室内の照度は、晴れ・曇り・雨・台風・雷という天候に左右されてしまいます。

術者が、「さっきまでよく見えていたのに、雨になって術野が見えにくくなったなぁ」というのでは困ります。そのため手術室には窓がなく、蛍光灯と無影灯により、手術室内は常に一定の照度が保たれています。手術室は空気の清浄度が高まるほど天井から吊り下げられる医療機器が減りますので、空気の清浄度が高い手術室は、天井埋め込み型の無影灯が設置されている場合があります。

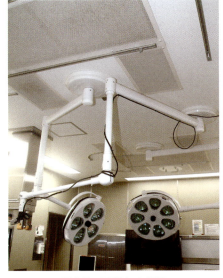

天井吊り下げ型の無影灯

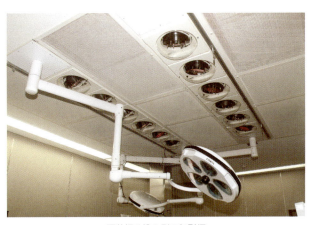

天井埋め込み型の無影灯

9 通信設備

病棟で重要な通信機器といえば「ナースコール」ですが，手術室で患者さんはナースコールを押せません．しかし，各手術室内では命にかかわる治療が行われていますので，手術室間や各手術室と麻酔科医室，緊急検査室・病理検査室など，術中に連絡を取り合う必要性の高い部署との通信システムが整備されています．

また，同時通話が可能な設備もあります．たとえば，外回り看護師や器械出し看護師，麻酔科医が手術室の準備を終えたころに，病棟から患者さんが到着した連絡が手術部スタッフ全員にスピーカーを通して聞こえたり，術中の病理の迅速診断結果について，手術中の術者が受話器を取らずに検査技師と話せるなど，通信面での工夫が施されています．

図16 手術室で通信設備を使う場面

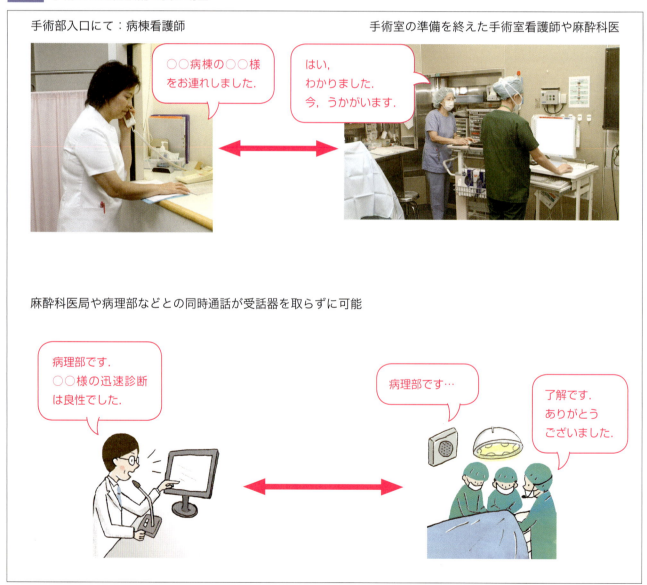

10 停電・地震対策

　全身麻酔下での手術中，患者さんの呼吸を管理している麻酔器，無菌の空調，電気メス，無影灯など，多くの医療機器が電気で動いています．手術中の停電は，患者さんの命にかかわりますので，停電対策は重要です．各手術室には，停電時の非常用電源コンセントが複数確保されています．

　病院電気設備の安全基準に基づく非常用電源は，

- 電力供給停止40秒以内に電力を供給する「一般非常電源」
- 電力供給停止10秒以内に電力を供給する「特別非常電源」
- 電力供給停止0.5秒以内に電力を供給する「瞬時特別電源」
- 無停電電源装置

などがあります．とくに患者さんの生命に影響する麻酔器（人工呼吸器）などは，無停電電源に接続されているべきです．また，バッテリーが搭載されている各種医療機器は，ふだんから必ず充電しておきます．

　地震発生時は，清潔野にいるメンバーが手術台の患者さんを支え，転落を防止します．患者さんの上にある無影灯などは位置をずらし，落下物や倒壊物による患者さんとスタッフの危険を回避します．外回り看護師は，自動扉の開閉が不能になるおそれに備え，手術室の自動扉を開放しておきます．指示系統にしたがい，地震の程度・被害状況によって，手術継続か中断かの判断をします．

　停電・地震発生時の指示命令系統の決定事項や医療チーム内の役割分担は，日ごろからスタッフ間で周知徹底しておくことが重要です．その際は，病棟や家族への情報提供も大切です．

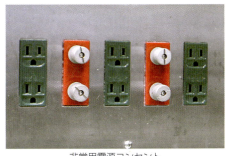

非常用震源コンセント

11 余剰麻酔ガス排除装置

　余剰麻酔ガス排除装置は，麻酔器からの余剰麻酔ガスを排除します．手術室で麻酔器を使用する際，麻酔器より放出された余剰な麻酔ガス（笑気など）を手術室内に排出せず，圧縮空気などを動力源とした吸引力により室外に安全に排出するシステムです．

　手術室内の汚染防止，日々勤務するスタッフの健康管理を目的としています．

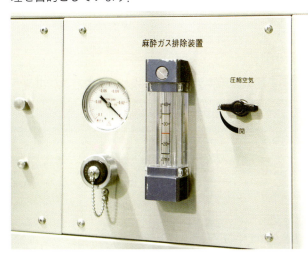

12 医療用配管設備

　手術室に設置されている中央配管には，酸素，笑気，圧縮空気，吸引，窒素があります．構造的には，壁埋め込み式，シーリングコラムというガスの配管と電源のコンセントが柱に組み込まれて天井から昇降するもの，天井から吊り下がっているリール式などがあります（p.122 図17）．

　ガス・吸引の各配管口（アウトレット）は，誤接続を防止するため，種類によって接続口の穴の形状が違っています（p.122 図18）．

　また，各配管口には，決まった識別色があります．注意する点として，中央配管口の酸素の識別色は「緑」ですが，酸素ボンベの色は「緑」ではなく「黒」です．「緑」のボンベは炭酸ガス（二酸化炭素）です．炭酸ガスは手術時の気腹に用います．昔，術後の酸素投与に黒のボンベを使うべきところ，緑の二酸化炭素ボンベを使用した事故死が起きています．まちがえないよう注意します．

Part ❶ 基本的な周手術期看護

図17 手術室における中央配管の種類

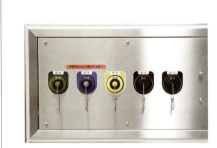
壁埋め込み式(酸素，笑気，圧縮空気，吸引)

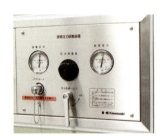
窒素圧力調整装置

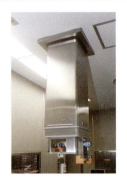
シーリングコラム

図18 手術室の中央配管の種類と識別色およびボンベの色と使用目的

ガスの種類	配管口識別色 (日本工業規格)	ボンベの色 (高圧ガス保安法)	使用目的	性質
酸素(O_2)	緑	黒	・全身麻酔直前・直後の酸素吸入 ・術中麻酔器による人工呼吸時の酸素投与	支燃性
笑気 (亜酸化窒素 N_2O)	青	灰色	・ほかの麻酔薬と併用して使用する維持麻酔ガス ・鎮痛効果が高い	支燃性
圧縮空気	黄	灰色	・必要な吸入気酸素濃度を得るために酸素と圧縮空気を混合 ・人工呼吸器・余剰麻酔ガス排除装置の動力源	支燃性
吸引	黒		・気道内分泌物の吸引 ・創出血，滲出液，洗浄液などの吸引	
窒素(N_2)	灰色	灰色	・骨を切削したり，穴を開けるときの動力源	不燃性
二酸化炭素 (CO_2)		緑	・手術時の気腹	

※誤接続予防のため配管口の穴の形状がそれぞれ違っている

(画像提供：エア・ウォーター株式会社)

MEMO

手術部に入る人の清潔

1 清潔区域別の身支度

看護師の身支度は，図19のように，区域ごとに異なっています．

図19 看護師の身支度

更衣室	準清潔区域	清潔区域
私服または白衣 ナースシューズ	手術部ユニフォーム キャップ ナースシューズ または専用スリッパ	【外回り看護師】 手術部ユニフォーム キャップ マスク ナースシューズ＋シューズカバー または専用スリッパ

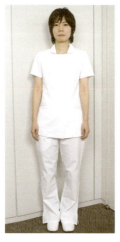
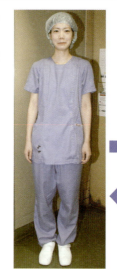
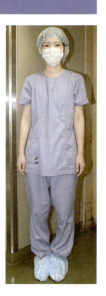

【器械出し看護師】
手術部ユニフォーム＋滅菌ガウン
キャップ
マスク＋滅菌ガウンのマスク
ナースシューズ＋シューズカバー

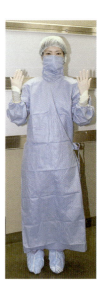

手術室では，スタッフ・学生によってユニフォームの色を変えて，立場・役割がすぐわかるように工夫されています．

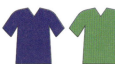

麻酔科医　術者　看護学生　外回り看護師／器械出し看護師　医学生／業者　など

看護師の経験年数によって（たとえば1年目のみ違う色にするなど）ユニフォームの色を変えている病院もあります．

〈キャップ〉

頭髪をすべて覆うようにしてかぶります．

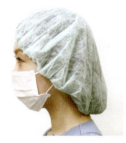
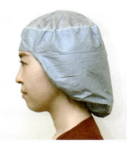

〈マスク〉

マスクは，鼻と口を完全に覆い装着します．ノーズピースのあるマスクは，自分の鼻に合うように曲げて隙間なく密着させます．

手洗い時などには，ゴーグルを装着します．

〈足元は専用のシューズに履き替えるか
シューズカバーをかぶせる〉

一般的には，手術室入室の際，専用の洗浄・消毒済みのスリッパに履き替えるか，ナースシューズなどにシューズカバーをかぶせて入室します．シューズの履き替えやシューズカバーには，手術中の血液などによる汚染を手術部の外へもち出さないという目的があります．

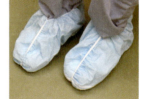

シューズカバー

2 手洗い

手術前手洗いの方法は，以前はブラシを用いたスクラブ法が主流でした．しかし，ブラシを使うと皮膚損傷を起こし細菌増殖の問題があるということで，現在は"もみ洗いの予備洗浄"とウォーターレスの"速乾性の擦式消毒薬で消毒する方法（ラビング法）"が主流となっています．

外回り看護師は，もみ洗い（一般的な衛生学的手洗い）の予備洗浄を適宜行います．

器械出し看護師は，第1段階としてもみ洗いによる予備洗浄を行い，引き続き3回の擦式消毒法の手洗いを行います．

表8　手洗い方法の分類

方法の名称	方法	特徴・注意点など
もみ洗い法	流水で手を使って洗浄する方法	皮膚のダメージが少ない
スワブ法（清拭法）	消毒薬をしみ込ませた綿球・ガーゼで拭きとる方法	
擦式消毒法 ラビング法 ウォーターレス法	速乾性の擦式消毒薬を手掌にとり，擦り込んで消毒する方法	皮膚のダメージが少なく擦式消毒薬には即効性がある
ツーステージ法	もみ洗いの予備洗浄と擦式法の併用	
スクラブ法 スクラビング法 洗浄法	ブラシを用いて洗浄（スクラブ）剤配合の消毒薬で洗ったあと，流水で洗い流す方法	皮膚が損傷し，細菌増殖のおそれがある

〈器械出し看護師と術者の手洗い（ツーステージ法）〉

器械出し看護師と術者は，第1段階としてもみ洗いによる予備洗浄を行い（**図20**），引き続き3回の擦式消毒法の手洗い（**図21**）を行います．

図20　第1段階：もみ洗い法による予備洗浄（一般的な衛生学的手洗い）

①流水で洗う．
　流水で手についた汚れをまず洗い流す．
　水道水でよい．
　※水は自動センサーで出るタイプとする．

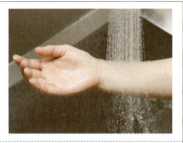

⑤両手を組んで指のあいだを洗う．

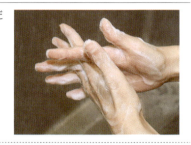

②ふつうの石けんを手にとり，手掌（手のひら）で泡立て，手掌と指を洗う．
　※石けんは自動センサーで出るタイプとする．

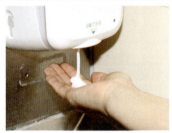

⑥両手の母指を洗う．

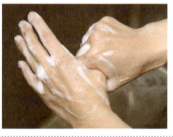

⑦左右の手関節から肘関節上までの前腕部を洗う．

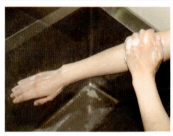

③手のひらの泡で左右の指先，爪を洗う．

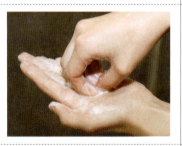

⑧流水で洗い流す．

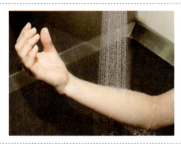

④左右の手背（手の甲）と指を洗う．

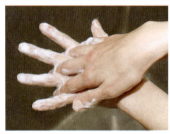

⑨ペーパータオル（未滅菌でよい）で水分を拭きとる．
　このあとの消毒効果を高めるため，水分はしっかり取り除く．

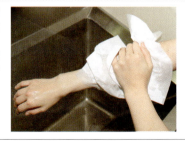

図21 第2段階：擦式消毒法での手洗い

1回目　右手指先から右肘まで
① 消毒液をとる．
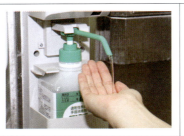

② 爪と指先に擦り込む．
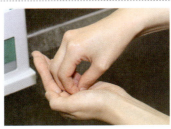

③ 手掌・手背・指間に擦り込む．
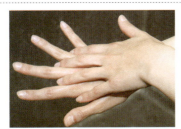

④ 母指に擦り込む．
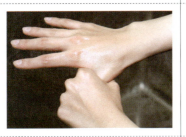

⑤ 前腕部に擦り込む．
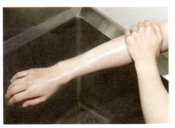

2回目　左手指先から左肘まで
⑥ 1回目右手と同様に，左手も指先から左肘まで擦式消毒を行う．
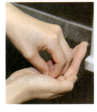 →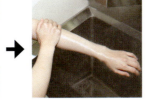

3回目　両手指先から手首まで
⑦ 消毒液をとる．
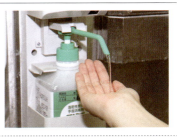

⑧ 爪と指先に擦り込む．
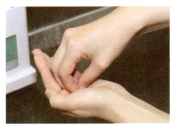

⑨ 手掌と指のシワ，手背と指間，両手を組んでに擦り込む．
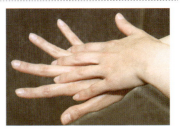

⑩ 母指に擦り込む．
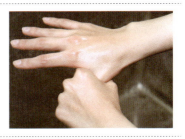

⑪ 手首に擦り込む．
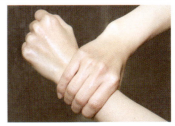

⑫ 終了．
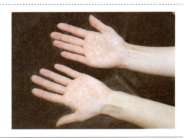

3 ガウンテクニック

　手洗いを済ませた器械出し看護師と術者は，手術開始直前に滅菌のガウンを身に着けます．着用の介助は，外回り看護師が行います．

図22 ガウンテクニックの実際

①滅菌ガウンの裏をもって広げる．
- 滅菌ガウンは中表に畳んである．表の滅菌を保つ．

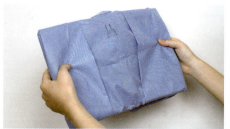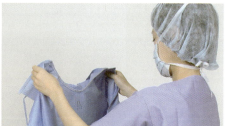

②片手の袖に手を通したあと，もう一方のひもを外回り看護師にもってもらい，手を入れる．
- 外回り看護師は，手洗いを済ませている器械出し看護師や術者の手やガウン表に触れないように気をつけて介助する．

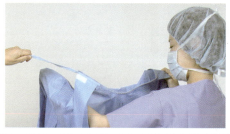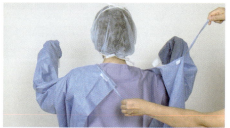

③うしろの首元のマジックテープを留め，首ひもと背部の内ひもを外回り看護師に結んでもらう．

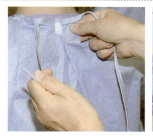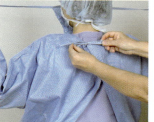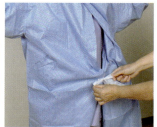

④マスクのひもを外回り看護師にとってもらい，結んでもらう．
- 外回り看護師は，マスクのひもをとるとき，手洗いを済ませている器械出し看護師や術者の手に触れないように注意する．

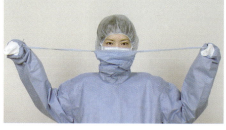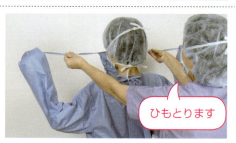

（ひもとります）

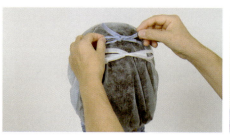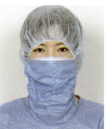

⑤外回り看護師に腰ひもを腰のまわりに回してもらい，器械出し看護師や術者がひもを結ぶ．

- 腰ひもにつけられている紙の"介助者がもってよい部分"を外回り看護師にわたす．
- 短い腰ひものみ引き抜く．

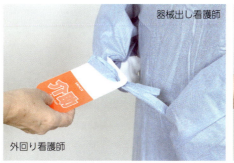
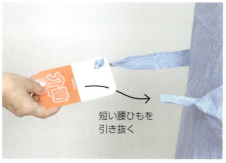

- 外回り看護師は，長いほうの腰ひもに取りつけられている紙をもって器械出し看護師や術者のまわりを一周する．

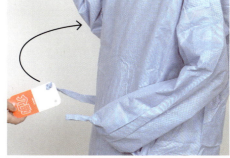
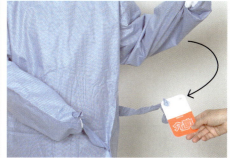

- 器械出し看護師や術者は，外回り看護師がもっていた紙から腰ひもを引き抜き，自分でひもを結ぶ．

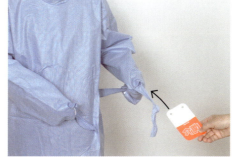
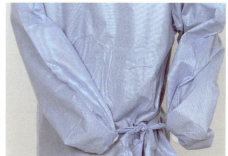

⑥外回り看護師は，ガウンの下を引っ張りシワを伸ばす．

- 器械出し看護師や術者は，滅菌手袋を装着するまで前腕を挙上させておく．

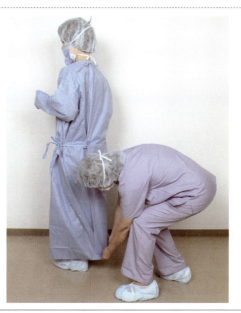

4 滅菌手袋の装着

器械出し看護師と術者は，滅菌手袋を1枚装着する場合と，2枚装着する場合があります．それぞれ以下のような方法で行います．

2枚装着する場合，最初に装着する手袋を色つきのものにし，あとから装着する手袋を肌色にすると，あとから装着した（外側の）肌色の手袋にピンホールができたとき，それを発見しやすいといわれますが，ここでは，1枚目も2枚目も同一色の手袋で説明します．

〈手袋を1枚装着する方法〉（図23）

（1）ツーステージ法での手洗い
（2）滅菌ガウンの装着
（3）クローズド法での滅菌手袋の装着

〈手袋を2枚装着する方法〉（p.132 図24）

（1）ツーステージ法での手洗い
（2）オープン法での滅菌手袋の装着
（3）滅菌ガウンの装着
（4）クローズド法での滅菌手袋の装着

図23 手袋を1枚装着する方法

(1)ツーステージ法での手洗い（p.126〜127, 図20, 21）

(2)滅菌ガウンの装着（p.128〜129, 図22）

(3)クローズド法での滅菌手袋の装着

①外回り看護師が滅菌バッグを開封し，中の無菌を保ちながら滅菌不織布（または布）の上に滅菌手袋を取り出す．

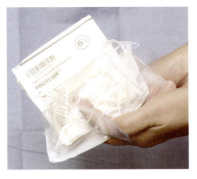

②器械出し看護師や術者は，滅菌手袋の包装を開く．
手洗い済みの手は滅菌ガウンの袖の中に入れたまま操作する．

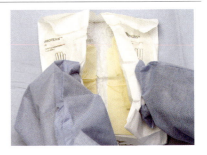

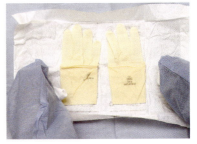

③手の内側に同一側の手袋を置く．手袋の"折り返しの口が手の指先側"になるようにし，"手背側を上"にして置く．写真は右手から装着しようとしているところ．

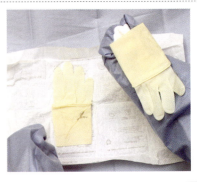

④手袋を装着する指を手袋の口に入れ，もう一方の手で手袋の口の上を広げながら，指を手袋に入れていく．

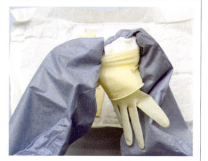

⑥手袋を装着する指を手袋の口に入れ，もう一方の手で手袋の口の上を広げながら，指を手袋に入れていく．

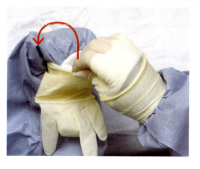

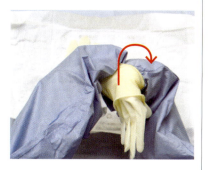

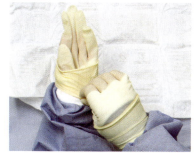

折り返し部分をすべて伸ばしきる．

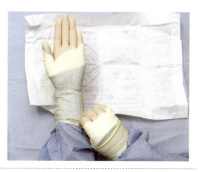

手袋の折り返し部分は折り返したままにしておく．

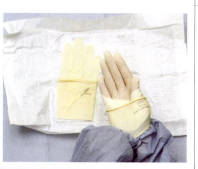

⑦最初に装着した手袋の袖口の折り返し部分を伸ばし，しっかり指に装着する．
ガウンの袖口まで滅菌手袋でしっかり覆う．

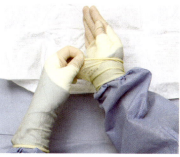

⑤反対の手の内側上に同一側の手袋を置く．手袋の"折り返しの口が手の指先側""手背側が上"になるように置く．

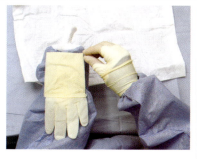

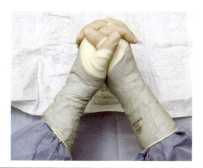

Part❶ 基本的な周手術期看護

図24 手袋を2枚装着する方法

(1) ツーステージ法での手洗い(p.126〜127, 図20, 21)

(2) オープン法での滅菌手袋の装着

①外回り看護師が滅菌バッグを開封し、滅菌不織布(または布)の上に滅菌手袋を取り出す.

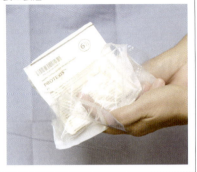

②器械出し看護師や術者は、滅菌手袋の包装を開く.

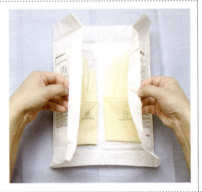

③折り返し部分である手袋の内側を把持し、片手に装着する.
消毒した手が滅菌手袋の表に触れないように注意する.

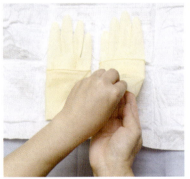

最初に装着した手袋の折り返し部分は折ったままにしておく.

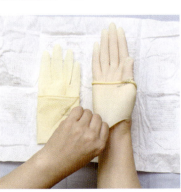

④手袋をした手の指を、これから装着する手袋の折り返し部分に入れて把持し装着する.
消毒した手が滅菌手袋の表面に触れないように注意する.

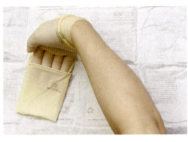

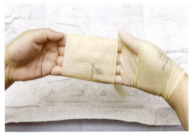

折り返し部分をすべて伸ばしきる.

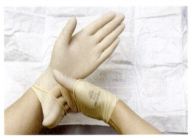

⑤最初に装着した手袋の折り返し部分に、滅菌手袋をした指を入れて折り口を伸ばし、指にフィットさせる.

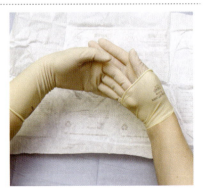

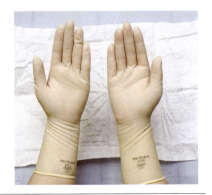

(3) 滅菌ガウンの装着
（p.128〜129, 図22）
滅菌ガウンを装着したところ．

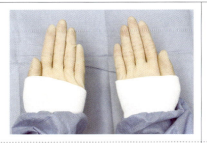

④手袋を装着する指を手袋の口に入れ，もう一方の手で手袋の口の上を広げながら，指を手袋に入れていく．

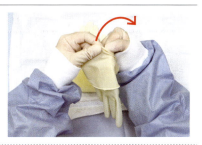

(4) クローズド法での滅菌手袋の装着
①外回り看護師が滅菌バッグを開封し，器械出し看護師や術者に内包装された滅菌手袋をとってもらう．あるいは，外回り看護師が，無菌操作で滅菌不織布（または布）の上に滅菌手袋を取り出す．

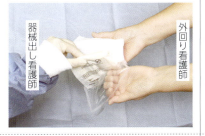

⑤手袋を"手背側が上"，"折り返しの口が手の指先側"になるように置く．

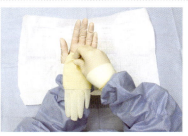

②器械出し看護師や術者は，滅菌手袋の包装を開く．

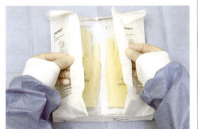

⑥手袋を装着する指を手袋の中に入れ，もう一方の手で手袋の口の上を広げながら，手袋を装着する．

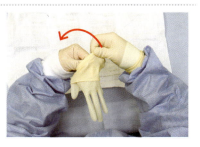

③手の内側に同一側の手袋を置く．手袋の"折り返しの口が手の指先側"になるようにし，"手背側を上"にして置く．
写真は右手から装着しようとしているところ．

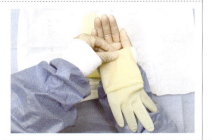

ガウンの袖口まで滅菌手袋でしっかり覆う．

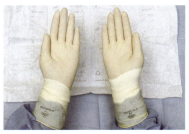

滅菌手袋の介助法（アシスト法）

すでに滅菌手袋を装着した人が介助して，滅菌手袋を装着させる方法がアシスト法です．
注意点としては，消毒した手が，介助してくれる人の滅菌手袋に触れないようにすることです．

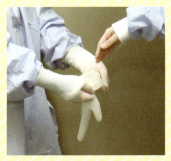

①介助者が手袋の口を広げる．

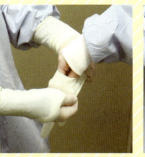

②介助者が広げた手袋の開口部から手を入れ装着する．

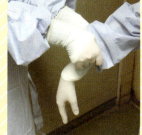

MEMO

Part 1 基本的な周手術期看護

③ 術後の看護

> **術後の看護目標** 麻酔・手術侵襲からの回復・合併症予防をはかり，手術に伴う身体の形態・機能の変化に適応して，社会復帰できる．

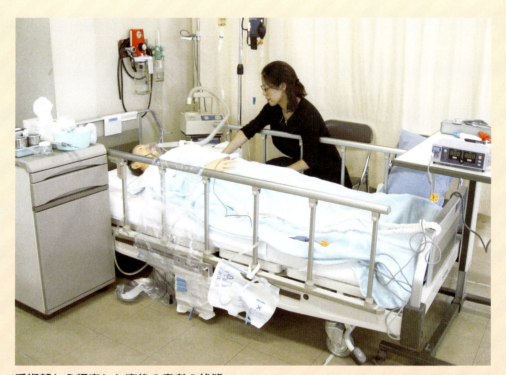

手術部から帰室した直後の患者の状態

(石塚睦子編：潜在看護師復職支援テキスト．へるす出版，p125, 2007. より)

手術部から帰室直後の観察・処置

手術部から帰室直後の観察・処置では，優先度の高いものが多数あるため，主治医と複数の看護師が部屋に入り，同時にいくつかのことを手分けして行います．

① 意識の確認
② 創部の出血・呼吸音・腸蠕動音確認後，腹帯あるいは胸帯と寝衣の着衣の介助
③ 創部周辺のドレーンからの出血量や性状の観察
④ 創痛の確認，鎮痛薬投与の確認，硬膜外持続チューブ挿入時は残量の確認
⑤ バイタルサインの観察
⑥ SpO₂モニターの装着と値の確認
⑦ 酸素ボンベから中央配管への切り替えと酸素吸入方法・流量指示の確認
⑧ 気道確保の体位（枕の除去），医師の指示による体位の確認
⑨ 点滴指示の確認と滴下数の調整
⑩ 膀胱留置カテーテルからの排尿量，尿比重の観察
⑪ 脱水のアセスメントと口渇への対処（湿らせた綿棒やガーゼで舌を拭くなど）
⑫ ネブライザーと痰の有無の確認，必要時痰の喀出の介助や痰の一時吸引，手の届く位置にティッシュやごみ袋の配置
⑬ 間欠的空気圧迫装置の装着
⑭ 胃管からの排液量・性状の観察
⑮ 嘔気・嘔吐の有無の観察，ガーグルベースンの準備
⑯ ナースコールを手にもたせる
⑰ ベッド転落の予防，ベッドの高さ調整と両柵の使用
⑱ 観察・処置後，家族の面会

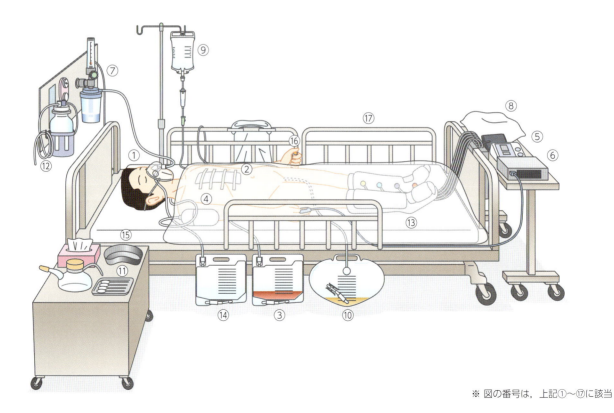

※ 図の番号は，上記①〜⑰に該当

1 意識の確認

患者さんが観察室，あるいは，自室に戻ったら「○○さん，手術室から病棟の観察室に戻りましたよ」などと言葉をかけて，手術が終わったことや現在の居場所を簡潔に知らせます．

「ここがどこかわかりますか」という質問はよくありません．当日の患者さんは，まだ意識が朦朧としていて，言われなければ病棟に到着したこともわからないことが多いからです．

言葉をかけたら，話しかけたときにうなずきがあるかを確認します．

覚醒状態の確認は，手術室で手術終了時に確認することと同じ以下の項目です．

①呼名反応があるか　②深呼吸できるか
③開眼できるか　　　④手を握れるか

○○さん，手術室から病棟に戻りましたよ．
痛みは大丈夫ですか

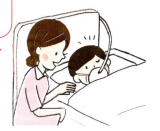

2 創部の出血・呼吸音・腸蠕動音確認後，腹帯あるいは胸帯と寝衣の着衣介助

腹帯や胸帯の上からではなく，それを開いてガーゼ上の出血汚染の有無を確認します．術当日は，創部のガーゼ上には多少の血液付着があります．ガーゼの出血汚染が多ければ，ガーゼを取り換え，縫合部から新たな出血がないかを確認します．

寝衣をはだけているときに，不必要な露出を避けながら呼吸音・腸蠕動音も聴取します．喘鳴があれば痰の喀出などの介助が必要ですが，腸蠕動音に関しては，全身麻酔後は弱くなっているもので，術後1～2日目に回復すればよいのですから，何分も腹部に聴診器をあて続けて，患者さんに寒い思いをさせないように気をつけます．

新たな出血がなければ素早く丁寧に腹帯や胸帯を装着します．振動を与えて患者さんの創痛を増強させないよう注意します．

寝衣は，通常よりワンサイズ大きめのものを準備します．理由は，患者さんが楽に袖を通せて，痛みの増強を避けられるためです．袖通しについては，たとえば，腹部正中創ならば，左右の袖どちらから着せても大丈夫ですが，点滴をしている場合がほとんどですので，点滴をしている側の手から袖を通し，次いで点滴をしていない手の袖通しをします．肺の切除術や乳房切除術で左右のどちらかに創がある場合は，創のある側から先に着せます．

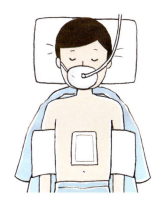

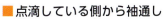

■ 点滴している側から袖通し

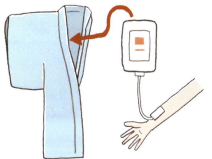

■ 創部側から袖通し

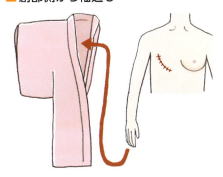

3 創部周辺のドレーンからの出血量や性状の観察

創部にドレーンが入る場合があります．どこに何のために入っている管かを理解し，排液の性状や量を観察します．とくに出血に気をつけるのは，術当日と術後1日目です．

表1 主な手術とドレーン挿入部位・目的・注意点

手術	ドレーンと挿入部位の例	目的	注意点
肺切除術	肺尖部や肺底部に1～2本留置ドレーンが入り，低圧持続吸引器で吸引	・胸腔内に貯留した血液・滲出液を排液することにより，創治癒を促進し，残存肺の拡張を促す． ・胸腔内に貯留した空気を抜くことにより，残存肺の拡張を促す．	・胸腔内は大気よりも陰圧になっているため，接続部が万一はずれてしまうと空気が胸腔内に入り込み，肺が圧迫されて患者さんは呼吸困難となる．排液バッグ交換時は，必ず接続管をドレーン鉗子で留めてからはずす． ・ドレーン抜去時は，ドレーン抜去部を医師が縫合する．
胃切除術	①胃管 ②正中創部カットドレーン ③左横隔膜下ドレーン ④ウィンスロー孔ドレーン	①吻合部の出血・滲出液を排出し，吻合部の減圧をはかり，創治癒を促進させる． ②～④腹腔内に貯留した血液・滲出液を排液することにより，創治癒を促進させる．	・ドレーンが体の中に入りすぎないように滅菌した安全ピンを刺入部近くの管に取りつける． ・腹腔内ドレーン抜去時は，滲出液が出てくることがあるためガーゼを少し厚めにあて，肉芽組織が上がってくることを自然に待つ．抜去部は縫合しない．
甲状腺切除術	手術部位近くの皮下に留置ドレーンが入り，簡易式低圧持続吸引器で吸引	・手術部位近くの皮下に貯留した血液・滲出液を排液することにより，創治癒を促進させる． ・出血貯留による気管の圧迫を防ぐ．	皮下ドレーン抜去時は，滲出液が出てくることがあるためガーゼを少し厚めにあて，肉芽組織が上がってくることを自然に待つ．抜去部は縫合しない．

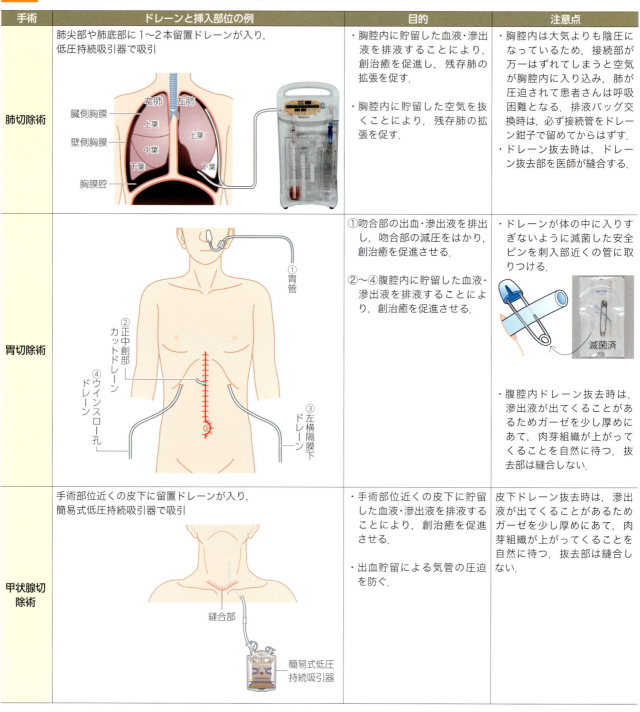

4 創痛の確認，鎮痛薬投与の確認硬膜外持続チューブ挿入時は残量の確認

患者さんの痛みのピークは，術後12～16時間前後といわれます．術当日から術後1日目は痛みが強いため，そのあいだの痛みに対しては，麻薬や麻薬に準ずる強力な鎮痛薬（図1）を使います．

術後は，患者さんの主観的な痛み，「痛い」という訴えを信じ，それに耳を傾けます．痛みが強いときは血圧が上がっている場合がありますので，血圧からもアセスメントします．ほかに著明な体動や，うなり声などの痛みの徴候の有無も観察し，痛みを我慢させないように迅速な対処を心がけます．

硬膜外持続チューブが入っている患者さんには，ロピバカイン塩酸塩水和物（アナペイン®），フェンタニルクエン酸塩（フェンタニル®），ブプレノルフィン塩酸塩（レペタン®）などの鎮痛薬を術後数日間投与する場合があります．その場合は，バルーン（風船）の中に鎮痛薬が入っていて，風船が自然に少しずつ縮む作用を生かし，継続して鎮痛効果の出る量がチューブから注入され続けるようにし，創部とその周辺の痛みをとります．

患者さんが帰室したら，鎮痛薬が入っているバルーンの充填内容と量・毎時間の注入量を確認し，バルーンのサイズを見て，バネばかりで残りの重さを確認します．まれに注入している薬剤の副作用で，嘔気・嘔吐・血圧低下が生じることがありますので，その際は，注入量や薬液内容について，医師に相談します．

術後3日目くらいからは消炎鎮痛の坐薬や内服薬が頓用で処方されます．

一般的に術後の経過とともに痛みは軽減していきますが，手術部位によっては，半年，1年と鈍痛が続く場合や，気圧が低下したときに痛みを感じる患者さんもいます．長引く鈍痛に対しては，後日，温泉などで循環を促進させるなど，必要時に説明します．

図1　麻薬と麻薬に準ずる鎮痛薬

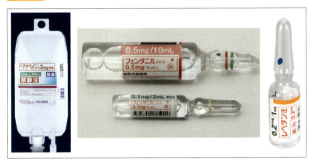

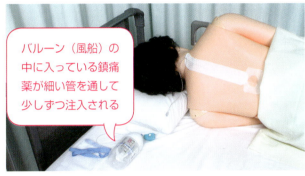

バルーン（風船）の中に入っている鎮痛薬が細い管を通して少しずつ注入される

5 バイタルサインの観察

手術部から帰室したばかりの患者さんのバイタルサインでは，まず血圧を測り，収縮期血圧が80mmHg以下でないかを確認します．低血圧は，身体内部で出血しておりショックを起こすおそれがあるためです．血圧が平常より高いときは，痛みが強い場合があります．

脈拍，呼吸，体温も測ります．体温計は自分で入れられないことが多いので，看護師が腋窩に測温部があたるよう介助して入れます．帰室直後は寒気を訴える患者さんが多いので，不必要な露出を避け，保温に配慮します．

「寒い」といわれたら，まず掛け物を増やします．アンカや湯たんぽを使うときは，低温熱傷を防ぐため，しっかり覆える厚手の袋に入れて，患者さんの体に密着させないように十分気をつけます．

また，侵襲の大きい手術を受けた場合，壊死組織や出血・滲出液・フィブリン・白血球などの分解産物が血液中に吸収され，その吸収される刺激で術後2～3日は熱が出ることがあります（吸収熱）．術後約1週間から起こりがちな創感染による熱のような心配はありませんが，患者さんには発熱の苦痛がありますので，氷枕を貼用するなど，希望を聞いて安楽のために工夫します．

6 SpO₂モニターの装着と値の確認

患者さんの経皮的動脈血酸素飽和度（SpO₂）が95％以上あるかを確認します．SpO₂モニターでは脈拍も確認できますが，橈骨動脈での脈拍も実際に確認します．

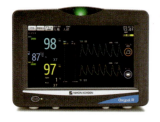

SpO₂モニター
（画像提供：日本光電工業株式会社）

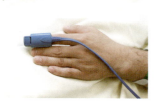

プローブ

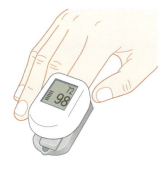

プローブと本体が一体になったものもあります．

7 酸素ボンベから中央配管への切り替えと酸素吸入方法・流量指示の確認

医師に酸素吸入方法・流量指示を確認し，酸素ボンベから中央配管へ切り替えます（**図2**）．

酸素吸入が低流量の指示ならば加湿しなくてもよい，としているケースもみかけますが，術当日は，脱水で口渇を訴える患者さんが多いので，低流量であっても精製水や蒸留水で加湿します．そうしないと酸素が流れてきたときに，口の中がさらに渇いて舌が口腔内にへばりつき，呼吸も苦しくなるからです（筆者も経験者）．

また，大部屋で酸素吸入中の患者さんが複数あり，中央配管口が不足している場合は，二又アウトレットを使用します．

図2 酸素ボンベから中央配管による酸素吸入へ

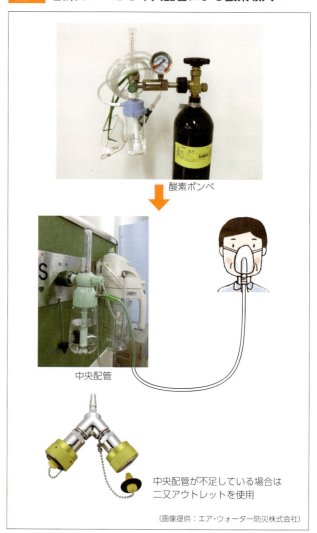

酸素ボンベ

中央配管

中央配管が不足している場合は二又アウトレットを使用

（画像提供：エア・ウォーター防災株式会社）

8 気道確保の体位　医師の指示による体位の確認

帰室直後は，気道確保の目的で原則枕をはずします（**図3**）．しかし，患者さんの覚醒状態がよく，患者さんにとって頸部後屈が安楽でない場合は医師に確認し，畳んだバスタオルか低い枕で安楽にします．

術当日の体位は，一般的に仰臥位で安静臥床の指示が多いですが，麻酔の副作用や消化器系の術後で万一，嘔気・嘔吐が起きたときに朦朧としていると誤嚥のおそれがありますので，胃液などが物理的に下方に流れるように，医師が軽く上半身を挙上する体位（セミファウラー位）の指示を出す場合もあります．

図3　帰室後の気道確保

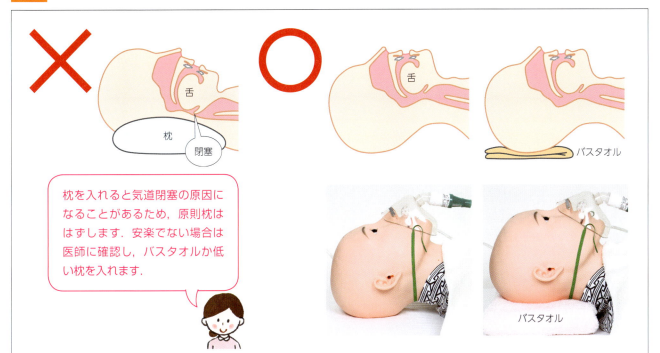

枕を入れると気道閉塞の原因になることがあるため、原則枕ははずします。安楽でない場合は医師に確認し、バスタオルか低い枕を入れます。

9　点滴指示の確認と滴下数の調整

　術当日は翌日まで持続点滴の指示が出ることがあります。メインの持続点滴として、術中喪失した水分・電解質を補充し、その中には止血薬や潰瘍治療薬なども入ります。

　止血薬としては、カルバゾクロムスルホン酸ナトリウム水和物（アドナ®）やトラネキサム酸（トランサミン®）などが使用されます。

　潰瘍治療薬は、術中も使われ、術後にも使われます。侵襲の大きな手術は、人間の体にとって大変なストレスです。消化管はストレスに敏感なので、手術によりストレス性の潰瘍ができるおそれがあります。そのため潰瘍の既往がなくても投与されます。

　また、感染予防のための抗菌薬を側注で投与する指示が出ます。

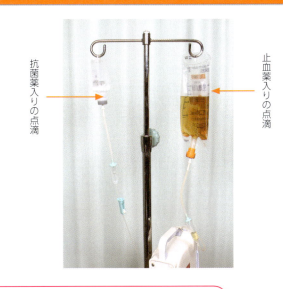

医師からは、「500mLの点滴を○本、それぞれ5時間で翌朝○時まで落としてください」とか「今から30分間で術後指示の抗菌薬100mLを落としてください」というような指示が出ます。p.142のような滴下数の計算がすぐにできるようにしておきましょう。

■ 滴下数の計算方法

例題1 100mLを30分で滴下する場合

成人用点滴セットは，1mL＝20滴
ということは，100mLでは何滴になるか？
　　100mL＝20×100滴
20×100滴を30分で滴下する指示なので
総滴数を30分で割れば，1分間に滴下する数が出る

$$\frac{20 \times 100 滴}{30 分} \fallingdotseq 66 滴/分 \quad 答え：66 滴/分$$

例題2 500mLを5時間で滴下する場合

成人用点滴セットは，1mL＝20滴
ということは，500mLでは何滴になるか？
　　500mL＝20×500滴
20×500滴を5時間で滴下する指示なので
総滴数を5×60分で割れば，1分間に滴下する数が出る

$$\frac{20 \times 500 滴}{5 \times 60 分} \fallingdotseq 33 滴/分 \quad 答え：33 滴/分$$

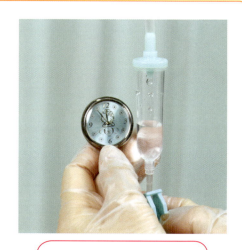

成人の手術中は，ほとんどの場合，1mL＝20滴の成人用セットが使用されます．

※小児用点滴セットを使って500mLを5時間で滴下する場合は？

小児用点滴セットは，1mL＝60滴
ということは，500mLでは何滴になるか？
　　500mL＝60×500滴
60×500滴を5時間で滴下する指示なので
総滴数を5×60分で割れば，1分間に滴下する数が出る

$$\frac{60 \times 500 滴}{5 \times 60 分} \fallingdotseq 100 滴/分 \quad 答え：100 滴/分$$

10 膀胱留置カテーテルからの排尿量，尿比重の観察

　帰室した時点の尿量を確認し，その後は定期的に排尿量をチェックしていきます．1時間に体重1kgあたり0.5～1mL以下はショックのめやすですが，術当日はとくにドレーンや出血などの量を考え合わせた水分出納バランスをみます．

　また，術後1～3日くらいは血管透過性が亢進し，いつもは溜まらない体の部位に水分が貯留します．その水分を"非機能的細胞外液"とか"サードスペース(第三間隙)に貯留した水分"といいます．一般に術後3日目くらいになるとその水分は体から排出されます．

表2 術当日に把握したい水分出納バランス表

in		out	
項目	量(mL)	項目	量(mL)
輸液		尿 平常は1,500mL/日前後 尿量は0.5〜1mL/体重kg/時以上を目指す	
輸血 (画像提供：日本赤十字社)		創部の出血・滲出液・ドレーンからの排液	
平常は，輸液以外に 飲水　約1,200mL前後 食事　約800mL 代謝水　約300mL ※代謝水とは摂取した食物の栄養素が代謝されて生じる水		胃管からの排液	
		不感蒸泄(発汗以外の皮膚および呼気からの水分喪失) 平常は900mL/日前後 開胸術中：2〜6mL/kg/時または200mL/時 開腹術中：5〜10mL/kg/時または400mL/時 または 手術侵襲軽度2mL/時間，中等度4mL/時間，高度6mL/時間	
		非機能的細胞外液(サードスペース，第三間隙の水分)貯留分	+α
		嘔吐	
		発汗	+α
		排便　平常約100g ※手術当日や術後1日目にできるだけ排便がないよう，手術前日や当日に下剤服用や浣腸をしている	術当日はほとんどみられない
合計		合計	

図4　尿比重の測定方法

①採尿口から尿を採取し，プリズムの蓋を開けて尿を1滴垂らす．

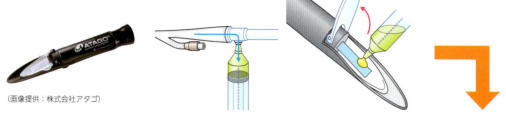

（画像提供：株式会社アタゴ）

または採尿バッグの下部にある排尿チューブから比重計に尿を垂らす．

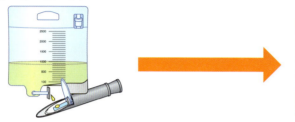

②蓋をして光にかざして覗き，色の境い目を読む．

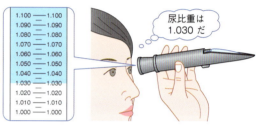

尿比重は1.030だ

■ 排尿バッグ

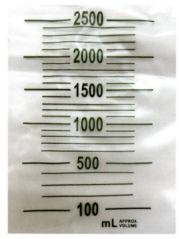

一般的な排尿バッグの目盛りは，100mL単位．

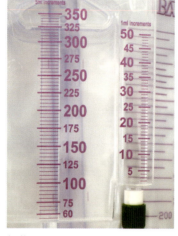

侵襲が大きい手術後で時間尿を緻密に測定する必要がある場合は，細かい目盛りつきタイプを使用する．

■ 膀胱留置カテーテル抜去時の必要物品

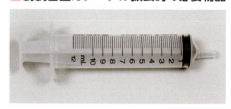

①バルーン内の蒸留水を抜くためのシリンジ

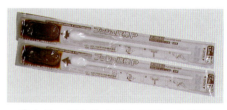

②カテーテル抜去後に尿道口を消毒するための消毒綿棒

11 脱水のアセスメントと口渇への対処（湿らせた綿棒やガーゼで舌を拭くなど）

尿比重が術直後，1.030以上あれば脱水の可能性があります．帰室直後の患者さんは，脱水傾向にあることが多く，ひどい口渇を訴えます．その場合は，禁飲食指示で水が飲めないため，水で湿らせたガーゼや大きめの綿棒で舌を拭きます．術当日は吸い呑みで含嗽すると誤嚥するおそれがありますので，使用を避けます．

12 ネブライザーと痰の有無の確認，必要時痰の喀出の介助や痰の一時吸引，手の届く位置にティッシュやごみ袋の配置

痰の自力喀出ができるときは，ティッシュを口元にもっていき，痰の拭き取りなどを介助します．喘鳴が聞かれ，痰の自力喀出が困難な場合には，痰の一時吸引を行います．

術後は痰が増加することがあるため，ティッシュはとりやすい位置に置き，ベッドから落ちないように工夫します．

図5 術後上半身を挙上したときにティッシュの箱がベッドから落ちないための工夫例

①輪ゴムを3つつなげてティッシュの箱に取りつける．

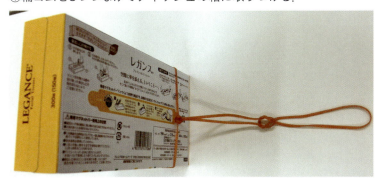

②ベッド柵に取りつける．

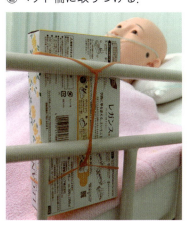
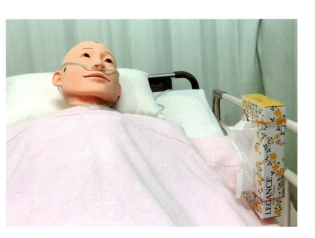

13　間欠的空気圧迫装置の装着

　術中からの同一体位の継続により筋肉ポンプ作用が働かず，静脈血がうっ滞したり，脱水傾向になることで，下腿には静脈血栓ができやすくなります．できた血栓が血流にのって流れ，肺塞栓症を起こすと患者さんの命にかかわります．その予防のためには運動が大切ですが，術当日に積極的な運動を行うことはできません．安静が大切です．

　深部静脈血栓症の多くは下肢に発症しやすいので，下肢の血行改善と血栓予防のために弾性ストッキングの上から，間欠的空気圧迫装置を装着します．それにより下腿を定期的に圧迫・マッサージし，理学的に血栓形成を予防します．

　間欠的空気圧迫装置は，患者さんが足の曲げ伸ばしをしたときにはずれることがあります．患者さんは，自分で装着し直すことはできませんので，訪室時にはずれていたら，また取りつけます．間欠的空気圧迫装置中止の指示が出ても，弾性ストッキングは多くの場合，しばらく継続する指示になります．脱水状態も血栓形成につながるため，医師の指示する点滴管理も大切です．

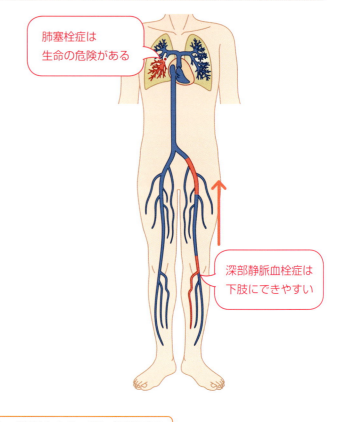

肺塞栓症は生命の危険がある

深部静脈血栓症は下肢にできやすい

深部静脈血栓症の原因：脱水　静脈血のうっ滞　運動不足

深部静脈血栓症の対策

点滴による水分補給	間欠的空気圧迫装置	弾性ストッキング	運動	早期離床
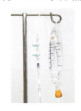	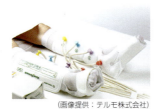 （画像提供：テルモ株式会社）	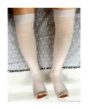	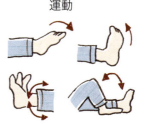	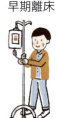

※血栓ができてしまった場合は，安静と抗凝固療法を実施

14 胃管からの排液量・性状の観察

術中挿入された胃管は，消化管に影響の少ない手術であれば手術終了時に手術室で抜去されるか，術当日か術後1日目に病棟で抜かれます．胃管の挿入は苦痛を伴うからです．しかし，消化管の術後の場合は継続して入ります．

胃内までの挿入の長さは，一般的に鼻腔から約50～55cmですが，食道や胃の切除術の場合，術者が消化管の縫合部を考慮し，かつ効果的に排液できる位置を考えて挿入していますので，帰室時に鼻腔から何cm入っているかを胃管の印でしっかり確認します．もしも手術部でのチューブ固定が簡易的な留め方の場合は，きちんとテープで留め直します．消化管の手術後の胃管はとくに大切なので，しっかり固定し，位置がずれないように管理します．排液の量と性状も観察します．

図6 胃管の固定

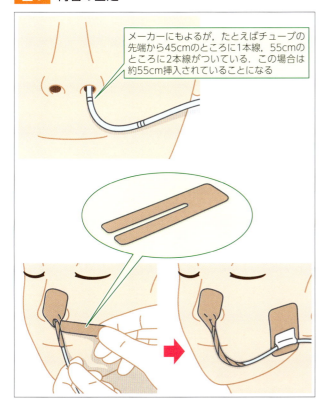

メーカーにもよるが，たとえばチューブの先端から45cmのところに1本線，55cmのところに2本線がついている．この場合は約55cm挿入されていることになる

15 嘔気・嘔吐の有無の観察 ガーグルベースンの準備

麻酔や手術の侵襲，硬膜外持続チューブ内の局所麻酔薬・麻薬などで，嘔気・嘔吐がまれに起こることがあります．万一の嘔吐に備えて，ガーグルベースンを準備しておきます．

16 ナースコールを手にもたせる

我慢できない痛みや不快なときにはすぐにナースコールを押せるように，患者さんの手にもたせておきます．術当日は，ナースコールの鳴ったときにかぎらず，医師の指示した時間ごとに巡視し，患者さんに異常がないかを確認し，患者さんの安全・安楽に努めます．

17 ベッド転落の予防，ベッドの高さ調整と両柵の使用

ケアは行いづらくても，患者さんの安全のために，ベッドは一番低い高さにして，左右両側のベッド柵を上げておきます．

18 観察・処置後，家族の面会

医師と看護師による観察・処置が済んだら，待機していた家族を患者さんのところに案内します．

患者さんは，刺激がなければすぐに閉眼してしまう状態にあるので，家族は言葉をかけてよいのか悩むことがあります．手短かに言葉がけをしてよいことを伝えます．

また，行われている処置の目的などを簡潔に説明することも大切です．

全身麻酔での手術後1週間の主な問題と看護

表3 全身麻酔での手術後1週間の主な問題と看護

術当日	術後1日目	術後2日目
●麻酔からの覚醒遅延のおそれ →覚醒確認が必要 ①呼名反応－意識の確認 ②舌根沈下していないこと ③自力で深呼吸ができること ④開眼できること ┐ 簡単な筋肉運動指示命令に ⑤握力があること ┘ したがえるかで筋力の回復を確認		●一過性の術後せん妄 →予防・早期発見に努める 【要注意】 ①高齢者の術後2～3日の夜間 ②不眠や疼痛の持続 ③ラインなどによる身体拘束状態 ④病室の移動などの環境変化 ⑤脳梗塞の既往者 【観察】 創痛，睡眠時間，不穏言動，妄想，幻覚，電解質　など
●ショックのおそれ →予防・早期発見に努める 【観察】 ①血圧低下（収縮期血圧80mmHg以下） ②出血・冷感・チアノーゼ・顔面蒼白 ┐ ③時間尿の減少（0.5～1mL/体重kg/時間以下）┘ 要注意 【ケア】 ①指示された安全・安楽な姿勢での安静臥床 ②バイタルサインの変動時は医師への連絡調整・輸液投与　など	●深部静脈血栓塞栓症 →予防・早期発見に努める 【原因】 ①長期臥床　②脱水　など 【発生時の特徴】 瞬時のショック（術後の初回歩行時に起こることが多い） 【予防策】 ①早期離床　②抗凝固薬の点滴投与　③下肢の弾性ストッキング　④下肢の間欠的空気圧迫装置　⑤補液または経口的水分補給（脱水予防）　⑥下肢の運動 【発生時】 ①抗凝固薬の点滴投与　②安静臥床	
●疼痛　→観察と軽減に努める ピークは術直後～約16時間，2～3日で軽減 【観察】 ①「痛い」という訴え　②苦痛様顔貌，うなり声 ③体動，筋緊張　④血圧上昇　⑤冷汗	【ケア】 ①患者の訴える痛みを信じ，やさしく言葉をかける　②指示された鎮痛薬の投与 ③安楽な体位の工夫と安静　④そばについて安心感を与える	
●出血（後出血）のおそれ　→止血確認と止血のための援助を行う 【観察】 ①創部からの出血量・性状 ②創部周囲に留置されたドレーンからの出血量・性状 【ケア】 ①止血薬（例：トラネキサム酸［トランサミン®］，カルバゾクロムスルホン酸ナトリウム水和物［アドナ®］）の点滴投与 ②汚染されたガーゼの交換	※輸血のめやす Hb＝8.8g/dL以下 出血500～1,000mL以上	
●発熱　→発熱による苦痛の緩和に努める 吸収熱：細菌感染がなくても，大きな損傷時に起こる熱 大きな損傷・手術 → 壊死組織，滲出液，出血，フィブリン，白血球などの分解産物が血液中に吸収 → 血液中に吸収される刺激で発熱 ※術後2～3日目に起こる場合がある	【観察】 ①体温 ②発熱に伴う症状（体熱感，頭痛，倦怠感など）	【ケア】 ①発熱時冷罨法 ②悪寒時保温　など
●呼吸器合併症（無気肺：術後早期24～48時間以内に発生することが多い） →呼吸器合併症の予防に努める ※開胸した人，呼吸器系自体に手術侵襲の及んだ人の場合には，無気肺・肺炎以外の合併症（膿胸，気管支瘻，乳び胸など）にも注意する．	【要注意者】 ①術前呼吸機能不良者：％肺活量80％未満，一秒率70％未満 ②既往歴や現病歴に呼吸器系疾患がある ③呼吸器系器官に侵襲が及ぶ手術 ④ヘビースモーカー ⑤高齢者	

術後3日目	術後4日目	術後5日目	術後6日目	術後7日目

【ケア】
①十分な鎮痛コントロールと必要時睡眠薬投与，睡眠時間の確保
②安楽な体位の工夫，安楽な環境整備
③訴えへの迅速対応
④輸液管理
⑤環境変化に関する事前の説明

●**腸管麻痺**(腸閉塞=イレウス)**のおそれ**→腸蠕動回復のための支援を行う

【要注意】
①消化管の術後　②下腹部内臓器の術後
③長時間の全身麻酔　④平常から便秘傾向にある患者

【観察】
①腸蠕動音(腹鳴，グル音)
②排ガス
③排便
④腹満感
⑤X線写真上，腸内ガスが充満していないか
⑥胃管からの排液量と性状：消化管の手術後，胃管からの排液量が増加していないか

｝術後48〜72時間たっても排ガス，腸蠕動，排便がない場合は注意

【ケア】
①体位変換，早期離床
②指示があれば腸蠕動亢進薬投与
③可能なら腹部マッサージ
④可能なら温罨法
※開腹術後などの術後まもない時期で出血や炎症が考えられるときは，腹部温罨法やマッサージは避ける
⑤胃管管理

●**創感染に伴う縫合不全のおそれ**
→予防と早期発見に努める

【要注意】
①低栄養者
②肥満患者
③糖尿病患者
④高齢者
⑤手術侵襲が大きい
⑥手術部位に汚染がある，膿がある　など

【観察】
①術後4〜5日以降の発熱
②白血球増加
③CRP上昇
④創部の発赤，腫脹，熱感，滲出液・血液・膿の排液増加，疼痛増強
⑤ドレーン部からの排液の量と性状
⑥創の離開(哆開)

【ケア】
①抗菌薬の点滴注射
②創部の消毒と包帯交換
③ドレーン管理
④手洗い
⑤栄養管理(早期経口摂取の開始，困難時は高カロリー輸液など)
⑥指示された期間の安静と早期離床
⑦貧血時はその改善
⑧糖尿病などの疾患があればそのコントロール

> 糖尿病の人はなぜ創部の治りが悪いの？
> 理由①動脈硬化や血管壁の脆弱化→血行不良
> 理由②細菌・ウイルスなどへの抵抗力が低下している

●**感染に伴う発熱**
→発熱の原因究明と発熱による苦痛の緩和に努める

→ 肺炎：術後約1週間以降に発症することがある)

【観察】
①呼吸数，型
②呼吸音(肺雑音の有無，呼吸音の減弱)
③動脈血酸素飽和度
④胸部X線検査所見

【ケア】
①酸素吸入　②深呼吸の励行
③吸入による気道の加湿と気道粘膜の保護
④鎮痛と排痰(自力喀出困難の場合は一時吸引)
⑤体位変換，早期離床(必要時叩打法)
⑥指示があれば鎮咳去痰薬ブロムヘキシン塩酸塩(ビソルボン®)投与
⑦口腔の清潔(含嗽，歯磨き)

表4 全身麻酔での手術後1週間の基本的欲求と看護

基本的欲求		看護上の問題	術当日	術後1日目	術後2日目	術後3日目	術後4日目	術後5日目	術後6日目	術後7日目	術後8日目
食事		禁飲食	禁飲食	水分摂取 嚥下・嘔気確認 流動食	粥	常食 ※消化器系の手術の場合、禁食期間が長期化し、中心静脈高カロリー輸液を行う場合がある。				●必要時、栄養指導	
				※まれに気管挿管抜管後、反回神経麻痺による嗄声がみられることがある。それがひどい場合は、嚥下機能も悪くなっていることがあるので、食事開始時の嚥下状態を確認する。							
排泄		膀胱留置カテーテル挿入に伴う尿道損傷・尿路感染症	膀胱留置カテーテルからの排尿	膀胱留置カテーテル抜去 トイレ歩行介助 ※静脈血栓塞栓症で肺塞栓のショックを起こす事例が報告されているためつき添う	■膀胱留置カテーテルの挿入による影響 ①カテーテルによる尿道刺激・損傷 ②常に残尿が存在 ③カテーテルに付着した尿中塩類などによる細菌増殖 ④カテーテル接続管などからの逆行性感染 → 尿路感染のおそれ		※蓄尿と排尿にかかわる①下腹神経、②骨盤神経、③陰部神経に手術侵襲が及ぶ場合と、陰部に手術創があって陰部の抜糸が済むまで尿が陰部にかからないようにしたい場合は、膀胱留置カテーテルの挿入期間が長期化する。			●必要時、排泄コントロール指導	
		ベッド上排泄・麻酔薬・鎮痛薬投与・同一体位の継続などに伴う腸管蠕動・便秘			腸蠕動音、排ガス、排便の確認						
休息・睡眠		疼痛に伴う不眠	鎮痛薬投与 例：硬膜外持続チューブによる鎮痛薬投与 持続皮下注射による鎮痛薬投与 または筋肉注射による鎮痛薬投与		坐薬の鎮痛薬の頓用				●鎮痛薬使用が長期化する場合は、鎮痛薬使用の自己管理指導		
活動		疼痛・各種ラインの挿入に伴う活動制限・筋力低下	安静臥床	上半身挙上 下肢の運動 立位 トイレ歩行	トイレ歩行	トイレ・X線検査室への歩行	洗面・トイレなどへの歩行	病棟内散歩	院内散歩	●社会復帰後の活動に関する指導	
清潔		入浴不可	洗面介助	清拭 寝衣交換 陰部清拭	清拭 陰部洗浄 （温水洗浄便座にて） 寝衣交換	自力で洗面 洗髪 足浴 寝衣交換	清拭 寝衣交換	清拭 寝衣交換	洗髪 足浴 寝衣交換	シャワー浴 寝衣交換	●シャワー・入浴指導 抜糸せず退院の場合、創処置の指導も含む

術後呼吸器合併症予防の看護

　呼吸器合併症は，全身麻酔下手術の代表的な合併症であり，その原因（p.152**表6**）を理解して予防的にかかわることが大切です．

　予防のポイントは，大きく2点あります．1つはガス交換を助けるための支援，そして，もう1つは口腔・気道の清浄化です．もちろんその2点とともに体力・免疫力を高めるための栄養補給や休息，糖尿病などの基礎疾患があればそのコントロールも大切です．

1 ガス交換を助けるための看護

〈酸素吸入〉

　私たちは，通常酸素濃度約21％の空気を吸って肺でガス交換を行って生きていますが，術後は，出血に伴う貧血や創痛に伴う浅い呼吸など（p.152**表6**）の原因から"低酸素血症"になるおそれがあります．したがって，酸素吸入を行い身体組織に酸素を与え，麻酔からの覚醒を促します．

表5 術後の酸素吸入の例

	術当日	1日目	2日目	3日目	4日目	5日目	6日目	7日目
肺葉切除術	ベンチュリーマスク12L/分 酸素濃度50％	食事のときだけ流量を減らして鼻腔カニューレ	ベンチュリーマスク8L/分 酸素濃度40％	夜間呼吸困難時 鼻腔カニューレ 3L/分				
食道離断術	ベンチュリーマスク12L/分 酸素濃度50％			ベンチュリーマスク6L/分 酸素濃度31％				鼻腔カニューレ 3L/分
胃切除術	酸素マスク3L/分		中止					
甲状腺摘出術	酸素マスク3L/分	中止						

〈酸素化の観察〉

　静脈血は心臓に戻り，肺を流れて酸素を取り込み，動脈血として全身を再び流れます．呼吸によって血液中に酸素が取り込まれることを"酸素化"といいます．

　酸素化がうまく行われているか否かの把握は，SpO_2モニターで把握できます．SpO_2（経皮的動脈血酸素飽和度）が95〜96％以上なら正常です．

　90％を下回るようであれば，まずは深呼吸を促し，データの変化をみます．手が冷たければ布団をかけて保温したり，看護師の手で患者さんの手を温めるなどして，SpO_2の上昇を促します．変化がなければ，酸素吸入の流量や濃度の指示について医師に確認します．

　動脈ラインが挿入されている場合，動脈血を微量採取してPaO_2（動脈血酸素分圧）などの血液ガスを分析することもあります．

　呼吸数は，術直後にはやや速迫傾向です．頻呼吸は24回/分以上です．基準値14〜20回/分と比較して観察します．

表6　術後呼吸器合併症の発症原因チェック表

項目	☑ No.	術後呼吸器合併症の発症原因			➡起こりうる合併症	
発達段階	☐ 1	65～74歳の前期高齢者である	筋骨格の老化	胸郭柔軟性の低下	胸郭運動制限➡肺の拡張不全 ➡拘束性換気障害	
				呼吸筋の硬化・低下		
				脊柱や背筋力低下 姿勢の悪化		
				横隔膜の平坦化	呼吸筋仕事量の増加	
	☐ 2	75歳以上の後期高齢者である	気管支，肺の老化	気管支の硬化，気管支の閉塞傾向➡閉塞性換気障害		
				肺胞の弾力低下・平坦化	肺活量や一秒率低下	痰の喀出力低下 ➡無気肺
				肺収縮力低下		
			酸素摂取の効率悪化		呼吸筋の仕事量増加・消耗・疲労 ➡低酸素血症	
			低酸素症に対する反応の低下			
			大気汚染，喫煙，細菌，ウイルスなどの長年の影響		呼吸器系器官の汚染，痰の増加	
			嚥下反射力低下		➡誤嚥性肺炎	
			咳嗽反射力低下			
			体力，免疫力低下		➡肺炎などの感染時治癒遅延，重症化	
疾患	☐ 3	糖尿病がある（空腹時血糖140mg/dL以上）	感染に対する抵抗力の低下			
	☐ 4	呼吸器系疾患（喘息，肺気腫，肺がんなど）の既往がある	喘息既往者：➡前投薬や麻酔薬による喘息発作誘発			
呼吸機能	☐ 5	呼吸機能が低下している（一秒率70%以下，％肺活量80%以下）	術後痰喀出時呼出力の低下		痰の貯留➡無気肺	
喫煙習慣	☐ 6	喫煙者である ブリンクマン指数（＝1日の喫煙本数×喫煙年数）が400以上である	煙やタールの気道・肺への沈着 ヘモグロビンと一酸化炭素の結合による血中や身体各部の酸欠		➡呼吸器疾患の発症	
					➡気道の損傷・汚染，痰の増加	
					➡ガス交換障害，低酸素血症	
清潔	☐ 7	歯磨きや含嗽が不十分である	麻酔時の気管挿管や術後抵抗力が落ちたとき，上気道感染（感冒，肺炎など）の危険			
	☐ 8	鼻腔の清潔が不十分である				
術前処置（短期影響）	☐ 9	唾液や痰の分泌を抑制する前投薬を注射した（※近年実施されなくなっている）	痰の粘稠化➡痰の喀出困難		➡無気肺	
	☐ 10	禁飲食中である				

項目	☑ No.	術後呼吸器合併症の発症原因		→起こりうる合併症
麻酔	□11	麻酔方法：全身麻酔薬，筋弛緩薬を用い気管挿管をして人工換気した	気道の刺激・損傷・汚染，声帯浮腫	痰の増加➡低酸素血症，窒息
			反回神経麻痺	嚥下反射障害➡誤嚥性肺炎
				➡嗄声
			痰の喀出機構の変化（気道粘膜表面活性物質・線毛運動・咳嗽反射低下）	痰の喀出困難➡無気肺
	□12	麻酔・手術時間が3時間以上と長い		痰貯留長期化➡肺炎
手術侵襲	□13	胸腔内の気管支，肺，縦隔，心臓，肋骨，呼吸筋などに侵襲が及ぶ開胸術である	胸腔内感染の危険性	➡肺炎，膿胸，気管支瘻，気胸，エアリーク，乳び胸，出血性ショックなど
			胸腔内出血	
		食道，肝臓，横隔膜などの上腹部に侵襲が及ぶ開腹術である	肺活量低下	
疼痛	□14	疼痛コントロールができていない	体動困難　痰の喀出困難 長時間同一体位＋脱水＝下肢静脈血栓	➡無気肺
体位・離床	□15	仰臥位，同一体位が長期続く．早期離床が困難である		血栓が血流にのって移動➡肺塞栓
術中・後処置	□16	急激に過剰輸液が行われた	➡肺水腫	
	□17	点滴，ドレーンなどのラインに拘束されている	体動困難，制限	➡無気肺
	□18	酸素の取り込みが不十分である（不十分な酸素吸入，深呼吸を実施していない，など）	低酸素血症	
	□19	去痰の援助（ネブライザー，含嗽など）が実施されていない．自力での喀痰が困難である	痰の貯留	
環境	□20	室内環境が不潔である．周囲に感染症（感冒その他）の罹患者がいる	➡上気道感染	
体格	□21	肥満である BMI：Body mass index ＝体重(kg)÷身長(m)^2 ＝25以上	胸郭の拡張性の制限	➡拘束性換気障害
	□22	るい痩がみられる．低栄養状態である（血清総タンパク6g/dL以下　血清アルブミン3.5g/dL以下）	呼吸器系手術時，膿胸，気管支瘻などの縫合不全発生の危険性	

No.1〜22のうちあてはまるものをチェックし，呼吸器合併症の発症を予測しておきます．

〈深呼吸の励行〉

手術部から患者さんが戻ったら，バイタルサインの観察のつど5～10回くらいの深呼吸を促し，自分の目で患者さんが確実に深呼吸できているかを確認します．

SpO_2がやや下がったときも深呼吸を促し，酸素が取り込めるように働きかけます．やりすぎると過換気症候群のように気分が悪くなりますので，適度に行います．

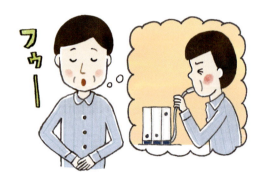

> 躯幹に創部がある患者さんは，術後まもない時期には創部が離開（哆開）しないか不安になることがありますので，痛みは鎮痛薬でコントロールし，創部はしっかり縫合してあることを伝えます．

〈安楽な体位の工夫と早期離床〉

術直後は，気道確保のために枕をはずし仰臥位での安静臥床指示が一般的ですが，十分覚醒したら枕を使用して安楽にします．安楽な体位・姿勢は安楽な呼吸や休息・睡眠につながります．術当日，嘔吐と誤嚥を防ぐため，医師が上半身を少しだけ上げることもあります．

患者さんの体には開胸術による胸腔ドレーン，開腹術による腹腔ドレーン，また点滴ラインや胃管，膀胱留置カテーテルなどさまざまなラインが入っています．ライン類は体位変換の妨げにならないように整然と整えます．

そして，鎮痛コントロールをしながら，痰を喀出しやすい姿勢・体位がとれるようにし，痰の同一部位への貯留を避け，段階をふみながら早期離床をはかります．

〈呼吸筋の運動〉

呼吸には，さまざまな筋肉がかかわっています．深胸部の外肋間筋・横隔膜・内肋間筋，背部の僧帽筋・広背筋・肩甲挙筋・菱形筋，首の胸鎖乳突筋・斜角筋，浅胸部の大胸筋・小胸筋・前鋸筋，腹部の腹直筋・外腹斜筋・内腹斜筋・腹横筋です（p.33 図5）．

以上の筋肉のかかわり方は直接的・間接的で，肋骨も関係しています．創部の生着が順調に運び，創痛が落ち着いたら，上半身の運動を行うことも呼吸機能の回復を促します．

〈その他〉

術後患者さんの排痰援助としての胸壁軽打法（カッピング，タッピング，クラッピング），振動法は，術後の急性期は創痛の増強につながるため，原則として行いません．

肺切除術の場合は，胸腔ドレーンからの排液・脱気がきちんと行われることが，残存肺の拡張を促し，肺のガス交換を助けます．

■ 軽打法の種類

> **カッピング（cupping）**
> 　手掌をお椀状にして軽打する方法
>
> **タッピング（tapping）**
> 　手掌全体で軽打する方法
>
> **クラッピング（clapping）**
> 　合わせた指先で軽打する方法

2 口腔・気道の清浄化のための看護

〈口腔の清潔〉

術後まもない時期は，出血や術中創部からの不感蒸泄の増加などにより，患者さんは脱水傾向になって手術部から戻って来ます．そのため術直後に口渇を訴える患者さんが多く，唾液による口腔内の自浄作用が低下しています．

自力での歯磨きができない場合は，必要に応じて看護師が口腔内の清潔を介助します．食事が開始されていなくても口腔内の清潔ケアを行い，上気道感染症を予防します．

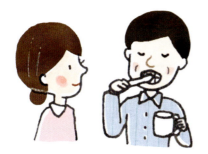

〈薬剤やネブライザーによる去痰〉

医師から指示がある場合は，鎮咳去痰薬であるブロムヘキシン塩酸塩（ビソルボン®）の投与やネブライザーによる去痰を行います．

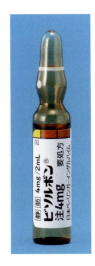 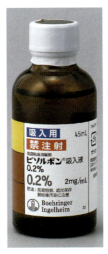

鎮咳去痰薬

〈禁煙〉

喫煙は，気道の汚染や損傷，痰の増加につながるため，術前に引き続き禁煙を勧めます．

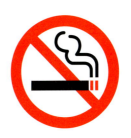

〈面会の制限と面会者の清潔〉

入室者の手洗いを徹底し，感染症罹患者の面会は避けてもらいます．

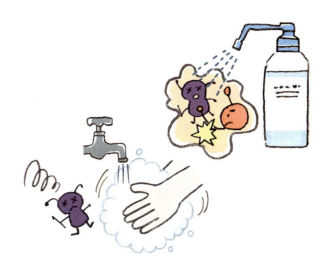

〈清潔な環境〉

日々患者さんのベッドまわりの清潔な環境整備に努めます．

MEMO

Part 2 術式別・周手術期看護

① 肺切除術

　肺は，大気・血液・組織細胞間における酸素と二酸化炭素のガス交換を行う，という命の営みの重要部分を担っています．肺の一部あるいは片肺が切除されると，術中・術後のガス交換，呼吸機能に支障をきたします．また，重要臓器である肺は，筋肉や肋骨に厳重に覆われ体の奥深くに位置していますから，医師は手術部位の肺にたどり着くために，筋肉や肋骨にもメスを加えます．ですから術後は呼吸という動作が負担になることがあり，死腔に貯留する血液の排液や，脱気目的で行われる胸腔ドレーンの留置も安楽な処置とはいえません．

　さらに呼吸器合併症として，無気肺だけでなく，肺炎や膿胸，乳び胸，気管支瘻，肺瘻なども起こるおそれがあります．

　したがって，肺の切除術後は呼吸機能の回復および呼吸器合併症予防の看護が重要になります．患者さんが安楽にすごせるように，術後の疼痛管理を十分に行います．疼痛管理をしっかり行いながら，また，早期から深呼吸などを促して無気肺を予防し，肺炎などへの移行を防ぎます．早期離床を目指してリハビリテーション指導を行うなど，社会復帰できるようにかかわっていきます．

　術後半年～1年が経過しても創部の違和感や肋間神経痛の鈍痛が続く場合がありますので，保温や温泉による循環促進，感冒などの上気道感染予防を意識づける長期的な指導も大切です．

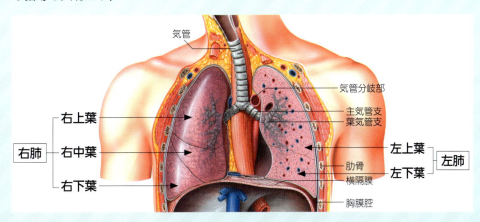

1 術前オリエンテーションと訓練のポイント

術前オリエンテーションは，Part1の内容に準じて行います．

術前訓練は，気道の清浄化と呼吸機能を高めるための呼吸訓練がポイントです．

①禁煙
②含嗽と手洗いによる上気道感染症（感冒など）の予防
③定期的深呼吸や呼吸筋のストレッチ
④医師の指示があれば，呼吸訓練器による呼吸訓練

2 術前日に準備・確認すること

①除毛（患側前胸部～側胸部，患側腋窩，硬膜外持続チューブ挿入部）
②入浴
③ネームバンド装着
④患者さんが準備する物品の確認
⑤手術室へ持参する物品の確認
⑥21：00　就寝時
　下剤内服，禁食開始，必要時睡眠薬内服
⑦24：00　禁飲水開始

除毛の範囲（左肺を手術する場合の例）

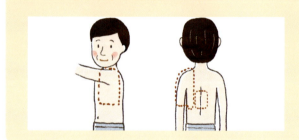

患者さんが準備する物品の例
- 胸帯3～5枚
- T字帯1枚
- 吸い呑み
- ティッシュ
- タオル
- バスタオル
- スプーン
- 下着

手術室へ持参する物品の例
- 医師カルテ：手術承諾書と各種同意書，血液型の検査結果，感染症の検査結果，採血の検査結果，疾病特有の検査結果　など
- 最新のX線フイルム（データがパソコンから送信される場合は不要）
- 看護記録：既往歴，アレルギーの有無　など
- 手術直前看護記録：術前処置の実施内容と結果
- 麻酔科外来カルテ（前日に硬膜外持続チューブを挿入した場合など）
- 低圧持続吸引器

3　術当日手術室へ出発するまでの流れ

《午前の手術の例》

6：00　バイタルサインの測定
7：00　ネブライザー
　　　　グリセリン浣腸→反応便の確認，残便感の確認
8：00　トイレ
　　　　術後物品をわかるところに出しておく
　　　　時計，眼鏡，コンタクトレンズ，義歯，指輪，ヘアピン，かつらなどの除去
　　　　手術衣への更衣，下着を脱ぐ，弾性ストッキング装着
8：20　家族へのあいさつ・説明
　　　　手術室へ出発

《午後の手術の例》

6：00　バイタルサインの測定
7：00　ネブライザー
9：00　グリセリン浣腸→反応便の確認，残便感の確認
9：30　点滴500mL開始
10：00　バイタルサインの測定
12：00　トイレ
　　　　術後物品をわかるところに出しておく
　　　　時計，眼鏡，コンタクトレンズ，義歯，指輪，ヘアピン，かつらなどの除去
　　　　手術衣への更衣，下着を脱ぐ，弾性ストッキング装着
12：20　家族へのあいさつ・説明
　　　　手術室へ出発

手術は，全身麻酔下で患部を上にした側臥位または腹臥位で行われます．所要時間は，約3時間です．表1は左肺下葉切除術の術中の経過例です．

表1 左肺下葉切除術の術中経過例

時間	実施項目	備考	検査バイタルサイン	体位，補液，出血，尿
8:15	入室			
	マンシェット・心電図装着		血圧 170/90mmHg	
	左上肢静脈ライン確保			
9:00	硬膜外持続チューブ挿入	Th(胸椎)7-8番 深さ6cm 上方4cm		
	麻酔導入	入眠	血圧 70/30mmHg	
	気管挿管	エフェドリン塩酸塩管注	血圧 80/30mmHg	
	動脈ライン確保，膀胱留置カテーテル挿入		体温(BT) 35.9℃	
9:30	体位変換	右側臥位へ，マジック・ベッド使用		
	左肺ブロック開始			
	対極板装着			
9:40	消毒→執刀開始	体腔内出血吸引のため吸引器準備	血圧 110/60mmHg	
10:10	開胸 第6肋骨切離	適宜ガーゼカウント	血液ガス：FiO₂ 100%, pH 7.3, PaCO₂ 50Torr, PaO₂ 88.8Torr, Hb 12g/dL, BE 0.7 mEq/L	
	硬膜外麻酔持続注入開始	ロピバカイン塩酸塩水和物(アナペイン®) 200mL(3mL/h)		
	左肺上下葉間切離	末梢血液検査		
11:10	左肺下葉切除			
	リンパ節郭清	病理診断リンパ転移なし		
	洗浄 3,000mL	⇒全回収	血液ガス：FiO₂ 100%, pH 7.3, PaCO₂ 50Torr, PaO₂ 144 Torr, Hb 12g/dL, BE 0.2 mEq/L	
	エアリークテスト			
12:20	左肺ブロック解除			
	胸腔ドレーン挿入	肺尖部		
	閉創	ポビドンヨード(イソジン®)付着部位を温かいハイポアルコールガーゼで清拭		
12:50	手術終了			
	体位変換	仰臥位へ		
	胸部X線撮影			
	リバース	筋弛緩拮抗薬		
13:20	抜管	ベンチュリーマスク12L/分 50%で酸素吸入開始	血圧 140/80mmHg	
	全覚醒		心拍(HR) 70回/分	
			呼吸(RR) 20回/分	
			体温(BT) 36℃	
			SpO₂ 100%	
			血液ガス測定	

〈術中補液〉
点滴 ファモチジン(ガスター®)入り
側注 抗菌薬入り
側注 鎮痛薬入り

〈術中総輸液〉
1,700mL

〈術中出血〉
ガーゼ出血31g
吸引少量
胸腔内持続吸引20mL

〈尿量〉
100mL

〈術当日と1日目補液〉
点滴500mL，60mL/h 2本

〈術当日のみ補液〉
側注抗菌薬100mL，100mL/h

FiO₂：fraction of inspiratory oxygen，吸入中酸素濃度
BE：base excess，塩基余剰

術後

1 術直後の状況

①**酸素吸入**

　当日はベンチュリーマスクを使用して，多くの場合10〜12L/分，酸素濃度50％の投与が指示されます．
　数日間は，SpO$_2$など呼吸状態をみながらベンチュリーマスクで酸素吸入を行います．数日経つと夜間のみ鼻腔カニューレ3L/分などに指示内容が変わります．

②**胸腔ドレーン**

　胸腔内の排液と脱気目的で，胸腔ドレーンが術後数日間入ります．

③**創部**

　胸腔鏡下肺葉切除術の場合は，患部側の側胸部に約3〜10cmの創ができます．術後7日目ごろに半抜糸，翌日全抜糸します．

④**SpO$_2$モニターとバイタルサイン**

⑤**動脈ライン**

　手術部が換気にかかわる肺ですから，SpO$_2$や動脈ラインの血液ガスのデータ，呼吸状態の観察は大切です．

⑥**心電図**

⑦**硬膜外持続チューブ**

　術後4日間ほど，鎮痛薬をこのチューブから投与し続けます．

⑧**点滴**

　当日は止血薬，抗菌薬などが投与されます．

⑨**胃管**

　術後1日目には抜去され，食事が始まります．

⑩**膀胱留置カテーテル**

　術後1日目には，抜去されます．

⑪**弾性ストッキングと間欠的空気圧迫装置**

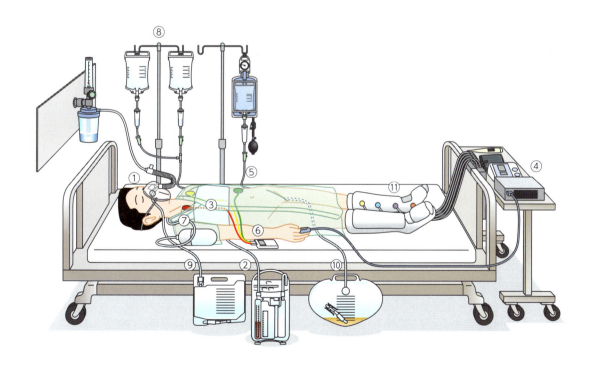

2 術後の経過

表2は、肺切除後の術後経過例です。

表2 肺切除術患者の術後経過例

基本的欲求の項目		健康問題・課題	援助内容	術当日	1日目	2日目	3日目	4日目	5日目	6日目	7日目	8日目
生理的欲求	1 意識・感覚	意識レベルの変化	覚醒状態の確認	全覚醒確認								
	2 呼吸	呼吸器合併症のおそれ	酸素吸入	ベンチュリーマスク12L/分	8L/分		夜間呼吸困難時：鼻腔カニューレ3L/分					
			動脈ライン管理	血液ガス測定		抜去						
			動脈血酸素飽和度測定	継続測定		検温時測定						
			深呼吸励行	深呼吸5〜10回を1日3セット								
			呼吸訓練器									開始
			ネブライザー、喀痰出	4回/日								
			鎮咳去痰薬投与	管注：ビソルボン®								
			含嗽・歯磨き		含嗽3回/日	歯磨き3回/日						
			禁煙									
			胸部X線撮影		X線撮影							
			胸腔ドレーンでエアリーク（空気漏れ）確認	エアリークがなければその2日後肺尖部ドレーン抜去								
	3 循環	出血のおそれ	出血の観察、適度の安静、止血薬の投与	胸腔ドレーンより4mL/kg/時間の出血が2時間以上続くときは医師に報告								
				血性排液		淡血性	淡々血性	漿液性	ドレーン抜去			
				点内：アドナ®、トランサミン®投与								
		血圧変動のおそれ	血圧測定	収縮期90mmHg以下、拡張期180mmHg以上は医師の指示の薬剤投与								
		不整脈のおそれ	脈拍測定									
			必要時心電図装着	心電図の管理								
		貧血のおそれ	貧血の観察、保温、必要時輸血		歩行時ふらつきに注意	適宜Hbなど採血し検査						
	4 体液・内分泌	電解質バランスの崩れのおそれ	電解質製剤の輸液	術後電解質製剤 点滴4本	2本	1本						
		脱水のおそれ	尿比重測定	帰室時測定								
		水分出納バランスの崩れのおそれ	水分出納チェック	水分出納バランスチェック								
		肝機能の低下	安静、肝機能改善薬投与	必要時管注：強力ネオミノファーゲンシー®	強力ネオミノファーゲンシー®							

基本的欲求の項目		健康問題 課題	援助内容	術当日 4検/日	1日目	2日目	3日目 3検/日	4日目	5日目	6日目	7日目	8日目
生理的欲求	5 体温	発熱	体温測定									
			発熱時冷電法、保温	吸収時冷電法、保温				※4～5日以降の発熱は感染の危険あり				
			解熱薬投与、発汗時清拭	38℃以上時、ボルタレン®坐薬挿肛								
	6 食事	禁飲食	禁食中点滴	禁飲食								
			経口摂取の援助		経口摂取開始							
	7 排泄	尿路感染のおそれ	膀胱留置カテーテル早期抜去	膀胱留置カテーテル抜去								
		腸管麻痺のおそれ	体位変換、早期離床、必要時腸蠕動亢進薬投与			必要時、腸蠕動亢進薬投与						
	8 睡眠・休息	不眠のおそれ	安眠への援助	不眠時、鎮痛薬と鎮静薬								
	9 活動	体動困難	体位変換、早期離床		午前起坐 午後トイレ歩行	X線検査時に歩行						
		筋力低下	筋力トレーニング		日常生活行動による筋力回復			患肢のリハビリ				
	10 清潔	入浴不可	清潔への援助		清拭	清拭 足浴	清拭 洗髪		シャワー			
	11 性											
安全の欲求	1 疼痛からの解放	疼痛	疼痛の緩和	硬膜外持続チューブより鎮痛薬投与 必要時、ソセゴン®、レペタン®筋注	坐薬	必要時、ボルタレン®坐薬						
	2 適応・ストレスの処理	不安・ストレス	精神安定への援助	安楽な環境の調整								
	3 環境の安全 感染	ベッド上生活	安全な環境の整備	安全な環境の調整								
		感染・縫合不全	感染予防、包帯交換	汚染時適宜 1回/日、または汚染や炎症所見がなければそのまま密閉							半抜糸	全抜糸
			抗菌剤投与	点滴内投与								
			胸腔ドレーン管理	ドレーン周囲の消毒、排液バッグの管理								
	4 経済	経済的負担	必要時社会資源の活用		家族や重要他者へ患者の経過説明、患者・家族が話しやすい場の設定						必要時、入院費用説明	
所属と愛の欲求		役割遂行困難	家族重要他者との調整	家族または重要他者の面会時間外も許可								
		家族との別居生活	面会時間の活用									
承認の欲求		ボディイメージの変化	ボディイメージの変化の受容への援助		包帯交換や清拭時に創部の状態を説明							
自己実現の欲求		自己の可能性発揮困難	自己の可能性発揮への援助								社会復帰に関する希望の確認	

3 呼吸器合併症の発症時期と援助

肺は、呼吸を行う要の器官ですから、肺切除術を受けた患者さんはとくに呼吸器合併症に気をつけなければなりません。術中は、皮膚・筋肉・肋骨を切り開き、肋骨を切離しで、筋鉤で筋肉や肋骨・胸腔内を開いて、やっと肺にたどり着くわけですから呼吸器系器官とその周辺組織に対して、侵襲の大きな手術になります。

術後の呼吸器合併症としては、無気肺と肺炎だけを予測したケアでは不十分です。具体的な呼吸器合併症の発症時期と看護の例を示したものが**表3**です。

表3 肺切除術患者の術後呼吸器合併症とその看護の例

看護援助の目的	看護援助と観察点	術後日数	当日	1日目	2日目	3日目	4日目	5日目	6日目	7日目	8日目
	呼吸器合併症とその発症時期		肺水腫	肺塞栓	術後1週間に起こるおそれのある呼吸器合併症とその援助							
				声帯浮腫→窒息、反回神経麻痺→嗄声								
				嚥下困難→誤嚥性肺炎のおそれ								
				低酸素血症 無気肺								
				胸腔内出血	痰・胸腔内出血貯留の長期化に伴う細菌の活性化		→ 肺炎					
				気管支瘻・肺瘻（気胸）→エアリーク→（皮下気腫）						膿胸、乳び胸		
				※疼痛（ピーク は術後9～24時間）								
低酸素血症の予防	酸素吸入		ベンチュリーマスク12L/分 → 8L/分 → 夜間呼吸困難時：鼻腔カニューレ3L/分									
酸欠状態・ガス交換の良否判定	動脈ライン管理		血液ガス測定	動脈ライン抜去								
	SpO₂測定		SpO₂モニターで継続測定		検温時測定							
呼吸状態の確認 無気肺などの予防	呼吸数・型の観察		帰室時、指示時間ごと、検温時									
	呼吸困難の有無		体動時息切れ確認									
	呼吸音聴取		帰室時、指示時間ごと、検温時または著変時									
無気肺の予防 残存肺の拡張	深呼吸		深呼吸5～10回を1日3セット									
残存肺の拡張	呼吸訓練器での練習										トリフロー-Ⅱ® 訓練開始
呼吸にかかわる筋骨格機能維持、胸郭の拡張、喀痰貯留予防	姿勢と体位、離床呼吸にかかわる筋・骨格運動		麻酔覚醒後 上半身挙上	坐位→立位→トイレ歩行		痛みをコントロールして頸部・上肢・胸部・背筋・腹筋の運動、散歩					
喀痰の排出力増強、喀痰しやすい姿勢、局所への溜留予防、溜留防止→無気肺予防				※体動しやすいライン管理 ※歩行許可が出るまでは車椅子 ※歩行時、低圧持続吸引器は専用カートに乗せる							
除痛			硬膜外持続チューブよりアナペイン®の投与									
			疼痛緩和不十分時、追加投与またはソセゴン®やレペタン®筋肉注射		疼痛緩和不十分時、追加投与またはボルタレン®やインドメタシン坐薬挿肛（3回/日、6時間以上の間隔をあける）						

164

看護援助の目的	看護援助観察点	当日	1日目	2日目	3日目	4日目	5日目	6日目	7日目	8日目
気道粘膜保護、喀痰鎮咳去痰	ネブライザー	ビソルボン®と蒸留水吸入 5回/日								
	鎮咳去痰薬投与	ビソルボン®静注 2回/日								
局所への疼痛貯留防止	胸部軽打法	積極的には行わない、鎮痛薬を投与し、体位変換や早期離床、深呼吸などで対処していく								
無気肺への予防	喀痰、咳嗽	粘稠度、血痰の有無、量、咳嗽の有無の確認								
無気肺から肺炎への移行防止		血性泡沫水溶疑い、すみやかに医師へ報告								※血痰が持続する場合、医師に報告
気道浄化 呼吸器系疾患の予防	禁煙	禁煙厳守								
上気道感染症の予防 口腔内不快感の除去	口腔の清潔	口腔内乾燥の有無確認 口腔内清拭 義歯洗浄	含嗽・歯磨き・義歯洗浄（起床時、毎食後、就寝時）※術後まもない時期の含嗽時は誤嚥に注意							
創・胸腔内感染の有無確認	体温測定 白血球データ確認					術後4〜5日以降の発熱や白血球の増加は創部・胸腔内感染（肺炎など）のおそれあり				
創感染予防 創治癒促進	抗菌薬投与	指示抗菌薬を点滴投与								
	創消毒、包帯交換	1回/日およびガーゼ汚染時、創の発赤・腫脹、滲出液などを確認				創離開（移開）の有無確認			半抜糸	全抜糸
肺の拡張、無気肺、肺炎などの確認	胸部X線撮影	胸部X線撮影					①残存肺が十分拡張			
気胸→エアリーク →皮下気腫の確認	皮下気腫観察	空気が皮下にまで及ぶ場合（皮下気腫）もある 皮下気腫が生じても術後3日目ごろまでに自然吸収				①〜③の条件がそろえば、胸腔ドレーン抜去				
	肺尖部ドレーン脱気確認	気胸を起こすとエアリーク ← → 淡血性（漿液性）				②エアリークがない、またはエアリークが消失して1日以上経過				
胸腔ドレーンからの出血確認	胸底部ドレーン 出血・滲出液の排液確認	排液の変化観察 一般的性状：血性 → 淡血性 → 漿液性 1時間ごとに排液量確認 100mL/時間以上の出血 4mL/体重1kg/時間以上の出血				③排液100〜150mL/日以下で漿液性				
凝血塊によるドレーン閉塞予防	ミルキング	凝血塊はミルキングしてドレーンの閉塞を防ぐ				※凝血塊によるドレーンの閉塞以外に、残存肺が十分拡張した場合も呼吸性移動消失				
出血予防	止血薬投与	ドレーン内排液や水封部分の蒸留水が呼吸時以外に移動するか観察し、凝血塊によるドレーンの閉塞がないことを確認する アドナ®、トランサミン®など点滴内投与				皮下気腫が消失しない場合、胸腔ドレーンから薬剤を注入し意図的に癒着を起こしてエアリークを止めることもある 片肺切除術 再閉胸し処置する可能性あり			※エアリークが持続する場合、ただちに医師へ報告	
清潔な空気の提供	環境整備	空調調整、清潔な病床環境の整備								
感冒など感染予防	面会	患者にとっての重要他者のみの面会とする、感冒に罹患している人は面会を制限する								
						毎日全身清拭、適宜足浴、洗髪を実施していく				シャワー浴
肺塞栓予防	運動・清拭で循環促進	足・膝関節運動								
誤嚥性肺炎予防	嚥下反射確認	水分の飲み込み確認後、5分粥	飲水							
体力の維持増強	摂取内容・量観察		確認後、5分粥	全粥		常食				
		※栄養バランスよく良質タンパク質を摂取				※生活習慣病などの既往歴があればそれに応じた食事内容				

4 包帯交換・寝衣交換と清拭

　術後1日目，ガーゼが汚染していて包帯交換を行う場合は，医師とタイミングが合えば，包帯交換と同時に清拭，胸帯・寝衣交換を行います．

　膀胱留置カテーテルは，1日目には抜けて，歩行が許可されることが多いので，その場合は，患者さんの希望も確認し，浴衣式寝衣から甚平式またはパジャマに交換するとよいでしょう．

●術後1日目の包帯交換と胸帯・寝衣交換（浴衣式から甚平式への交換）〜左が患側の例〜

《必要物品》

ワゴン上	
①滅菌鑷子	⑤テープ
②消毒綿棒	⑥膿盆かビニール袋
③ガーゼ	⑦バスタオル
④Y字ガーゼ 　（割ガーゼ）	⑧蒸しタオル
	⑨寝衣

ベッドサイド	
⑩胸帯	⑪パンツ

※ここではワゴン上に準備

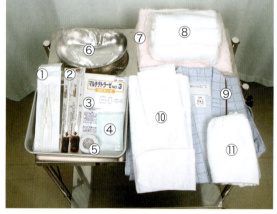

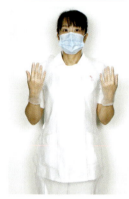

看護師の身支度

《手順と留意点》

1）起坐位になってもらう．
　　患者さんの手に力綱をもたせ，看護師は創部に触らないように，後頸部から肩と腰を支えて起坐位にします．

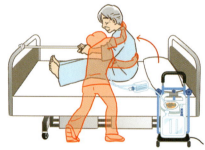

2）寝衣の上半身を脱がせ胸帯をはずす．
　①硬膜外持続チューブにテープをつけて安全ピンで寝衣に留めてある場合は，安全ピンをはずします．

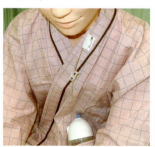
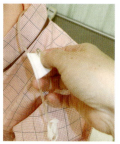

②健側から脱がせます．

ポイント！
自由がきく健側の袖から脱がせます．

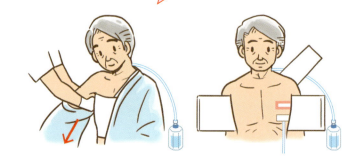

3）ガーゼを除去する．

　滅菌鑷子を滅菌バッグから開封し，医師にわたします．医師はガーゼをはずします．

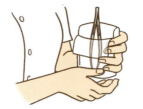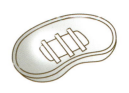

4）創部の観察と皮下気腫の確認をし，上半身の清拭をする．

　医師がガーゼをはずしているあいだに，看護師は消毒薬で色がつく前の創部やドレーン挿入部を観察し，発赤がないか，腫脹や滲出液がないか，などを観察します．

　また，創周辺やドレーン挿入部の周辺に皮下気腫がみられないか，清拭をしながら，やさしく皮膚を指の腹で押して確認します．

　背部も蒸しタオルで拭き，気化熱による寒気を防ぐために，すぐに乾いたタオルで水分を拭きとります．背部を拭くときは，硬膜外持続チューブを固定してあるテープを蒸しタオルで濡らさないように注意します．

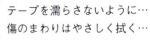
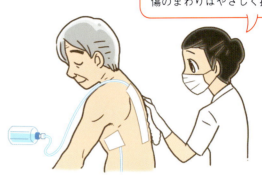

皮下気腫

　エアリークがひどい場合は，胸腔内から漏れた空気が皮下にまで漏れてくることがあります．それを皮下気腫といいます．皮下気腫があれば，その部位を指で押したときに握雪感（あくせつかん）や捻髪音（ねんぱつおん）が感じられます．

5）創部を消毒し，新しい寝衣，胸帯を準備する．

　医師に消毒綿棒をわたし，創部，ドレーン挿入部を医師が消毒しているあいだに，新しい寝衣と胸帯をベッドに広げて準備します．医師は，消毒した綿棒を膿盆かビニール袋に捨てます．

①創の真上を消毒　　②創の左右を消毒

6）ドレーン挿入部を消毒する．

　新たな消毒綿棒を医師にわたします．

　医師は，ドレーン挿入部から外側に向かって消毒し，綿棒を膿盆かビニール袋に捨てます．

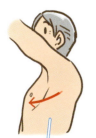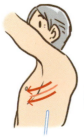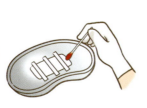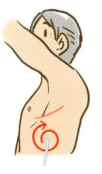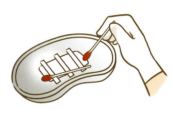

7) ガーゼをわたし，テープで固定する．

医師にガーゼをわたすときは，創を十分に覆う長さにガーゼを伸ばしてわたします．ガーゼの枚数は，これまで貼っていたガーゼへの出血・滲出液などの付着状況と，現在の創部・ドレーン挿入部の状況で判断します．

テープを皮膚にあてる長さは，長すぎず短すぎないようにし，貼るときは，創の真上を押さえると患者さんが痛いので，皮膚に貼る部分をしっかり押さえて密着させます．

かぶれにくいテープを選びますが，発赤がみられていたら，少しずらして貼るように工夫します．

ポイント！
出血や滲出液がおさまったあとの数日間は，低刺激性テープのついた吸収パッドを貼り続けて交換はしない，という方法がとられることも多いです．

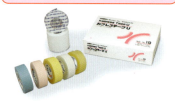
かぶれにくいガーゼ固定用テープ
(画像提供：株式会社共和)

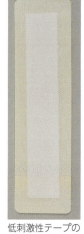
低刺激性テープのついた吸収パッド

①創にガーゼをあてテープで固定する．または，吸収パッドを貼る．

②ドレーン挿入部にY字ガーゼ（割ガーゼ）をあてる．

③さらにガーゼをあて，テープで固定する．

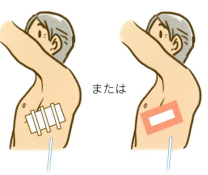
または

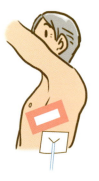

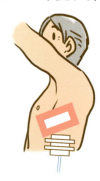

8) 胸帯を巻く．

新しい胸帯を坐位の状態で装着します．ゆるすぎずきつすぎない締めつけ具合にし，患者さんにも装着具合が大丈夫か，呼吸が苦しい状態でないか確かめます．あるいは，ここでは胸帯を軽く合わせておいて，仰臥位にしてからしっかり装着しても構いません．

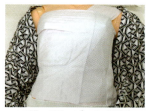
マジックテープつきの胸帯

①胸部の左右のさらしを1枚ずつ合わせる．

②患側のたすきを肩にかける．

③残りの胸帯を巻く．

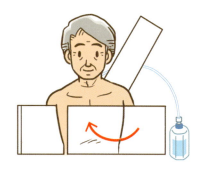

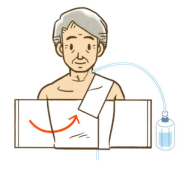

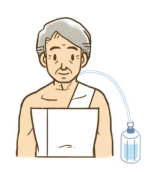

9）患側の手から新しい寝衣の袖を通す．

> **ポイント！**
> 自由のきかない患側から袖を通します．

10）健側の手に袖を通し，前身ごろを整える．

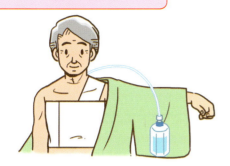
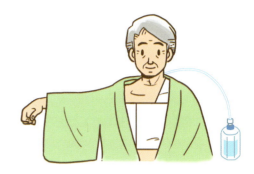

11）脱いだ浴衣式寝衣を腰の下に押し込む．
　　膀胱留置カテーテルが抜けていれば，T字帯のひもをはずします．

12）仰臥位にする．
　　患者さんの手に力綱をもたせ，看護師は創部に触らないように首と腰を支えて仰臥位に戻します．その際，新しい寝衣のうしろ身ごろにシワがないようにして寝かせます．

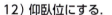
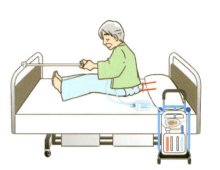

13）寝衣とT字帯を引き出し，下肢を拭く．
　　膝を立てて腰を浮かせてもらい，腰の下の古い寝衣とT字帯を殿部下に引き出し，下肢を清拭します．
　　患者さんが新しい寝衣として浴衣式を希望した場合は，新しい寝衣を足先側まで伸ばします．

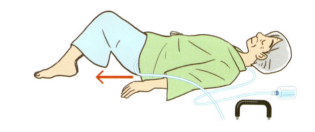

14）パンツとズボンを履かせる．
　　パンツとズボンを履かせます．左右どちらから履いても構いません．

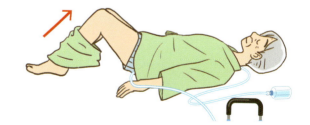

15）胸腔ドレーンや硬膜外持続チューブ，掛け物やシーツなどを整える．

16）片づける．
　　洗濯物（汚れた寝衣や胸帯，下着）は，ビニール袋などに入れて家族がわかりやすい場所に置いておきます．病院から借用している寝衣は，院内の規定にしたがって片づけます．

●術後2日目以降の胸帯・寝衣交換（甚平式から甚平式への交換）〜左が患側の例〜

　術後2日目以降は，端坐位が可能になりますので，端坐位で寝衣交換と清拭を介助します．起き上がりの動作時は力綱を活用し，適宜看護師も支えて起こします．このとき，看護師は創部の真上を押さえず，ドレーンや硬膜外持続チューブを引っ張らないよう注意します．上半身の清拭時は，背部と創部やドレーン周囲を介助します．

　胸腔ドレーンが入っているあいだは，座って前屈し下腿や足先を自身で拭くことが患者さんにとっては苦痛です．深い前屈によってドレーンで胸腔内を傷つけるおそれもあるため，ズボンの交換と下腿・足先の清拭は，胸腔ドレーンが抜けるまでは，看護師が行います．適宜足浴も取り入れます．患者さん自身でできる顔・躯幹前面・大腿は自分で拭いてもらいます．胸腔ドレーンが抜ければ，ドレーン抜去部に防水性のパッドを貼ってシャワー浴が許可されます．

《手順と留意点》

1）清拭物品と新しい寝衣・胸帯・下着をベッドサイドのとりやすい位置に準備する．

2）起坐位になってもらう．

起き上がって体拭きと着替えをしますので，綱を握って起きましょう．私も支えます．1, 2の, 3……！

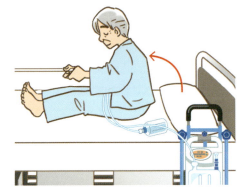

3）端坐位になってもらい，履き物をしっかり履かせる．
　　姿勢が安定していることを確認します．

4）上着を脱がせる．
　①硬膜外持続チューブにテープをつけて安全ピンで寝衣に留めてある場合は，安全ピンをはずします．
　②脱がせるときは，上肢の自由がきく健側から脱がせます．

傷のないほうから脱ぎましょう．

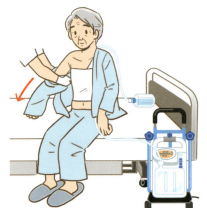

5）胸帯をとる．

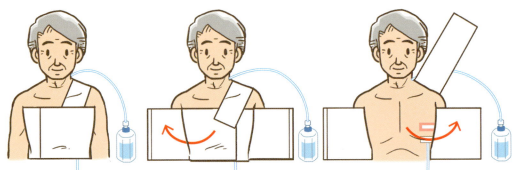

6) 上半身を清拭する．

　患者さんが拭ける部分は患者さんに拭いてもらいます．背部や創部・ドレーン周辺は看護師が拭きます．創部周辺は，創が開く方向には拭かないように注意し，蒸しタオルをやさしくあてながら拭きます．

前はご自分で拭いていただけますか．
背中と傷のまわりは，私が拭きます．

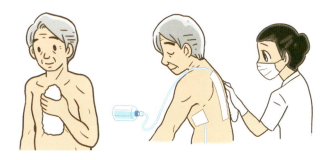

7) 新しい胸帯を装着する．

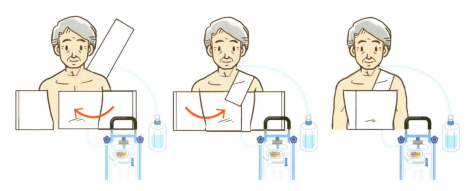

胸帯はきつすぎたりゆるすぎたりしていませんか．

8) 新しい甚平式寝衣（またはパジャマか浴衣式寝衣）の上着の袖を患側の手に通す．

　痛みがあって自由のきかない患側から着てもらいます．

傷のある側から着ましょう．

9) 健側の手に袖を通し，身ごろのひもを結んでもらう（または，ボタンを留めてもらう）．
硬膜外持続チューブの位置を整える．

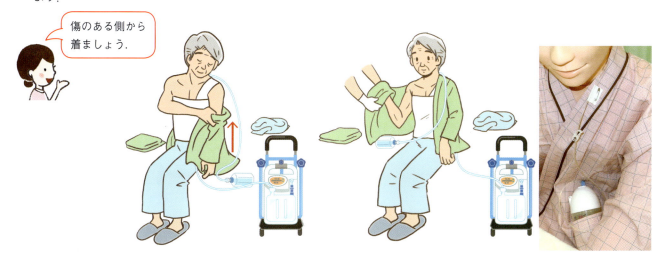

10) 立位になってもらい，パンツとズボンをおろす．
　　ドレーンカートにつかまってもらうか，看護師の肩を支えに立位をとってもらい，看護師がパンツとズボンを大腿部までおろします．

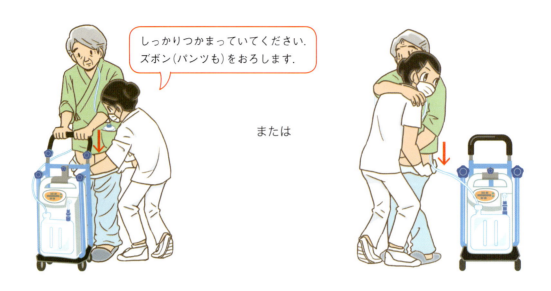

11) 端坐位になってもらい，下腿のパンツとズボンを脱がせる．
　　左右どちらからでもよいです．バスタオルなどで不必要な露出を防ぎながら清拭します．
　　大腿や陰部など，できる部分は患者さんに拭いてもらいます．陰部についてはトイレ歩行時に温水洗浄便座で洗浄してもらってもよいです．下腿や足先は看護師が拭きます．

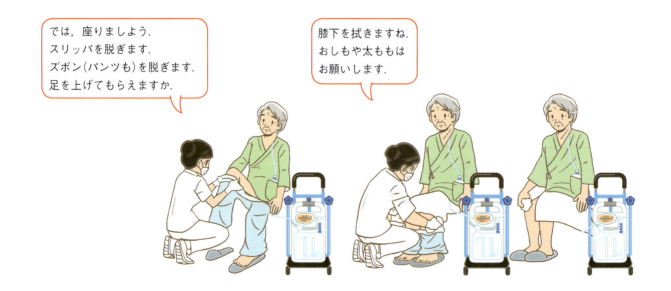

12) 端坐位のまま新しいパンツとズボンを履かせる．しっかり履き物を履かせる．
　　履くのは，左右どちらからでもよいです．

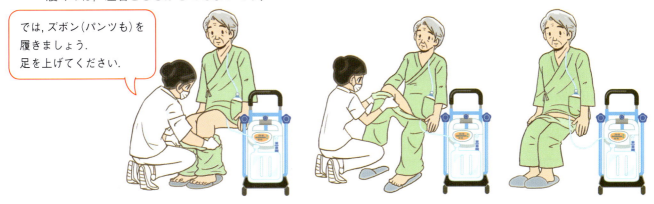

13) 立位になってもらい，パンツとズボンを上げる介助をする．
　　ふらつきや眩暈（めまい）はないか確認し，転倒させないようにして立位をとってもらいます．

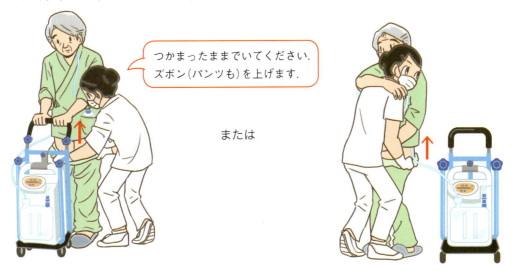

14) 安楽で安定した姿勢を確認する．
　　胸腔ドレーンの位置を整えます．シーツや掛け物なども乱れていれば整えます．

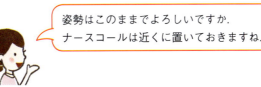

15) 片づける．
　　洗濯物（汚れた寝衣や胸帯，下着）は，ビニール袋などに入れて家族がわかりやすい場所に置いておきます．病院から借用している寝衣は，院内の規定にしたがって片づけます．

5 低圧持続吸引器の管理

ここでは，肺切除術後に胸腔ドレーンを挿入し低圧持続吸引器（メラ サキューム®）を使用している場合について説明します．

図1 低圧持続吸引器の観察と管理

排液の性状の観察
管内の排液の性状を観察する．
性状の表現例：血性，淡血性，淡々血性，漿液性

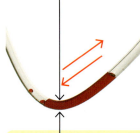

呼吸性移動の観察
肺切除術後のまもない時期，残存肺がまだ十分膨らんでいない時期には，呼吸に合わせて管内の排液が行ったり来たりする．それを「呼吸性移動」という．
呼吸性移動は，管の中が凝血塊や組織片で詰まっていない証でもあるので，濃い出血がみられる手術当日や術後1日目などには，管が閉塞していないかを呼吸性移動で確認する．

吸引圧の確認
医師が指示した吸引圧になっているか確認する．
肺葉切除術：−10〜−15cmH₂O程度
片肺切除術：0〜−5cmH₂O程度

排液量の観察
排液バッグの白い部分に書かれている目盛りで確認する．各勤務ごとや1日分の集計時間の目盛りのところに日時を書き込むとよい．
1時間に100〜200mL以上の出血は危険であるため，医師に連絡する．

プラグの接続
できれば停電時も使用可能な非常電源に接続する．
歩行時はバッテリー駆動で吸引継続．

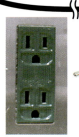

エアリーク（空気漏れ）の観察
肺切除術後，気管支瘻・肺瘻による気胸がみられることがある．
その場合は，排液バッグの右下に入れている蒸留水（水封部分）を通って吸引器に吸い込まれるので，蒸留水に気泡が発生すれば「エアリークあり」ということである．

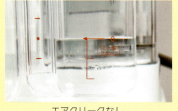
エアリークなし

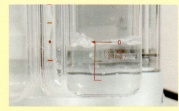
エアリークあり

（協力：泉工医科工業株式会社）

1）胸腔ドレーン挿入の目的

肺の切除術後に胸腔ドレーンを挿入する目的は，図2のとおりです．

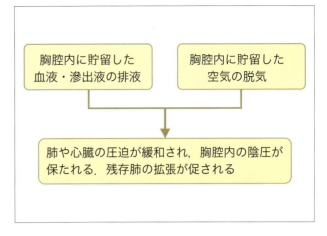

図2 胸腔ドレーンを挿入する目的

2）吸引圧の確認

通常，胸腔内圧は，吸息時−7〜−6cmH₂O，呼息時−4〜−2cmH₂Oです．大気よりも陰圧であるのは胸腔内で肺が膨らむためです．

胸腔ドレーンの吸引圧は，医師の指示を守ります．肺葉切除術であれば，−10〜−15cmH₂O程度，片肺切除術であれば0〜−5cmH₂Oくらいの指示が多いです．

3）排液の性状の観察

■術当日〜1日目

術当日から1日目は，濃い血性排液がみられます．排液の性状は，排液バッグ内に貯留したものではなく，管内で観察します．管内排液が最新の排液であり，前の物と混ざっていないからです．

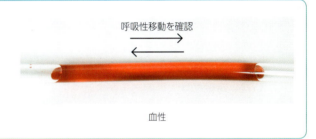

呼吸性移動を確認

血性

■術後2〜3日

術後2日目から3日目になると濃い血性だったものが淡血性になってきます．排液量も徐々に少なくなります．

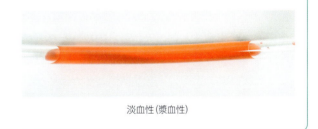

淡血性（漿血性）

■術後3〜4日

術後3日目から4日目になると胸腔内の創部出血がおさまり，淡黄色透明の排液に変わります．漿液性とも表現します．

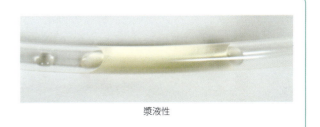

漿液性

4）排液量の観察

　メラ サキューム®の低圧持続吸引器は，液が溜まる部分の目盛り表示が見やすいように白地になっていて，観察した日時をそこにペンで記載できるようになっています．

　量の観察で最も気をつける時期は，術当日から術後1日目です．とくに術当日は1～2時間ごとに観察します．その後もバイタルサインを測定するごとに観察します．

　もし，1時間に100～200mL以上の出血がみられるような場合には，多すぎて危険ですので，すぐに主治医に連絡をします．まれなことですが，状況によっては再開胸による止血が必要なことがあります．

　排液量の例としては，たとえば，術当日や術後1日目が血性排液で約400mL/日，日を経るごとに200～100mL/日と，徐々に量は減っていきます．

5）呼吸性移動の観察と凝血塊・組織片のミルキング

　肺の手術をしたばかりで，残存肺がまだ十分膨らんでいない時期には，胸腔内圧が大きく変動し，血性排液が管内で往復します．これを排液の「呼吸性移動がある」と表現します．この移動は，残存肺が膨らんでくるとみられなくなります．

　凝血塊・組織片が管内にみられた場合は，ドレーン内で詰まってしまわないようにローラー鉗子でミルキング（しごくこと）してバッグ内に誘導します．そのとき，患者さん側の管が引っ張られたり，接続部がはずれたりしないように手で固定しながらローラーを使います．

図3 ミルキング

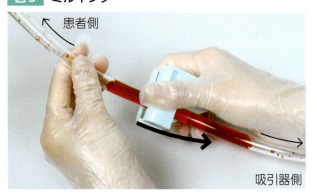

6）エアリーク（空気漏れ）の観察と水封の意味

　胸腔内に空気が漏れることを"エアリーク"といいます．エアリークがあるか否かの観察は，水封部分を通り抜けるときに発生する気泡（p.174**図1**）で発見できます．

　水封とは，排液バッグの右下の蒸留水が入っている部分のことです．ウォーターシールともいいます．吸引ルートの通り道を水でシール（封）をし，空気が水封部分から患者さん側に戻らないように遮断しています．

　万一，吸引器側（患者さん側ではありません）の管がはずれても，排液バッグの右下には蒸留水が入っているため，そこから空気が患者さん側の胸腔ドレーンに入っていくことはありません．

　エアリークの原因は，肺の切除術後の気管支瘻や肺瘻です．気管支瘻とは，肺切除術の際に切断し縫合した気管支から胸腔に空気が漏れることです．肺瘻とは，肺切除術で切られた肺からの空気漏れのことです．

　手術室では，肺の切除終了時に"リークテスト（空気漏れのテスト）"をします．手術後に肺の拡張や咳の刺激などで，まれに空気が漏れ出すことがありますが，まったく漏れないか，漏れても術後2～3日で自然におさまる場合がほとんどです．

　エアリークが発生した場合，それを治すための処置として，低圧持続吸引器での空気の吸引（脱気）を行います．吸引器で"脱気"することによって穴のふさがりが促進されます．

　もし，術後4～5日経ってもエアリークがおさまらない場合，胸腔内に漏れる空気や痰などから細菌感染し，胸膜炎や膿胸につながる危険がありますので，医師はわざと穴を癒着させる薬剤（抗悪性腫瘍溶連菌製剤OK-432；ピシバニール®）を胸腔内に注入して空気漏れを止めることがあります．そのとき，いったんドレーンのクランプ指示が出たり，薬の刺激で発熱する患者さんがいますので，苦痛の緩和に努めながら，エアリークが改善するか経過をみます．

7）排液バッグの交換

たとえば，甲状腺や乳房の術後では，容量の小さい（約100〜200mL）簡易式低圧持続吸引器を使用し，ドレーンは比較的浅い皮下に入れます．看護師が勤務時間ごとに紙コップなどに排液させて量を観察します．一方，胸腔ドレーン低圧持続吸引器を使用する場合には，排液の量は頻繁に観察しますが，勤務時間ごとに排液バッグ内の液を捨てたりはしません．低圧持続吸引器のバッグの容量は1,000〜2,000mLありますので，そのバッグ内に排液が70〜80％溜まるまでは，密閉を保ち続け，同じバッグを使い続けます．

排液バッグ内に70〜80％溜まったら新しいバッグに交換します．頻繁に排液バッグを交換しない理由は，右記のとおりです．

■胸腔ドレーンの排液バッグを頻繁に排液・交換しない理由

①頻繁に排液やバッグ交換を行うと，密閉された胸腔ドレーンルートの無菌状態が保たれず，胸腔内の感染につながるおそれがある

②肺切除術後，胸腔内の後出血・滲出液・空気を吸引し続けたい時期に頻繁に排液やバッグ交換をしてしまうと，バッグ交換のたびに接続管をクランプしなければならないため，後出血やエアリークが多い患者さんは，クランプ中に胸腔内に増加した出血や空気で肺が圧迫され，呼吸困難になるおそれがある

図4　低圧持続吸引器の排液バッグの交換方法

①新しい排液バッグを準備する．

滅菌されている排液バッグを開封し，右下の水封部分には滅菌蒸留水を規定線まで入れて準備します．

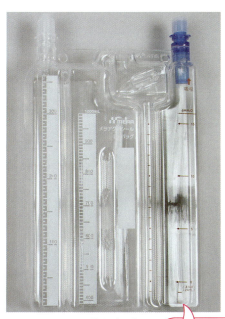

排液バッグ

滅菌蒸留水を入れる

②ドレーン鉗子2〜3本でドレーンをクランプする．

胸腔内は陰圧（大気よりも圧力が低い）ため，肺は胸腔内で無事に膨らむことができています．そのため，万一，患者側のドレーンをクランプしないまま❹の部分をはずすと，ドレーンの開放部から胸腔内に空気が入り込み，患者さんは肺が圧迫されて，呼吸困難におちいります．

よって，ドレーンを排液バッグからはずす前に，必ずドレーン鉗子2〜3本でドレーンをクランプしなければなりません．これは非常に重要なことです．

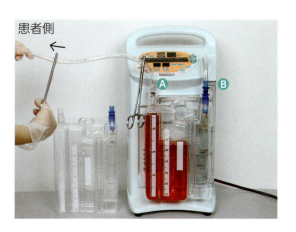

患者側

③ "胸腔ドレーンの接続管（Ⓐ）"を排液バッグからはずす．

はずした接続管の先端を不潔にしないように注意する．

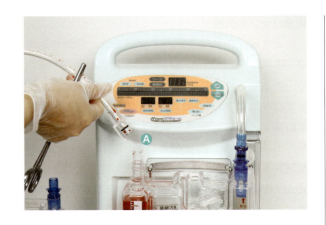

④ "吸引器側の管（Ⓑ）"を排液バッグからはずす．

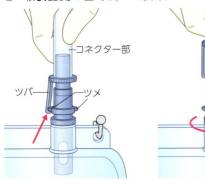

コネクター部をもってツメとツバを接触させる

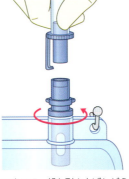

コネクター部を引き上げながら回して取りはずす

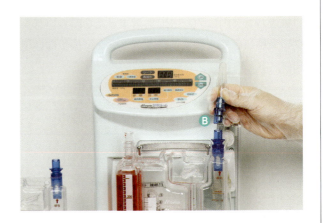

⑤ 排液の溜まったバッグを吸引器のハンガーからはずし，滅菌蒸留水を入れた新しいバッグをハンガーにかけて"胸腔ドレーンの接続管"と"吸引器側の管"を接続する．

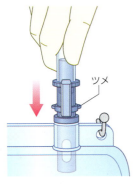

カチッと音がするまで差し込む
（この位置で使用）

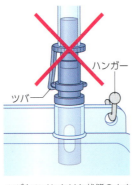

ツバをツメにかけた状態のまま使用（吸引）しない

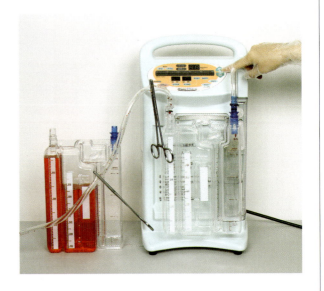

⑥ドレーン鉗子をはずして吸引を再開する．

"胸腔ドレーンの接続管"と"吸引器側の管"を確実に接続したら，ドレーン鉗子をはずしても大丈夫です．

決して，接続しないうちにドレーン鉗子をはずしてはいけません．万一，接続しないでドレーン鉗子をはずしてしまうと，ドレーンから胸腔内に空気が入り込み，患者さんは肺が圧迫されて呼吸困難におちいります．

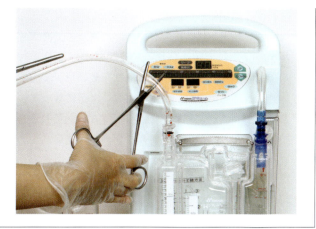

(協力：泉工医科工業株式会社)

8）電源プラグとコンセント，バッテリー

メラ サキューム®はバッテリーが装備されており，充電できるので，患者さんがベッドにいるときは，プラグをコンセントに差し込み充電しておきます．できるだけ停電時も使用可能な非常用電源に接続します．

トイレ歩行やX線検査などに行くときは，吸引器をドレーンカートに乗せて，吸引器のプラグをコンセントからはずし，バッテリー駆動で吸引をしながら歩行することが可能です．

バッテリーがない時代は，X線検査やトイレまでの車椅子移送や歩行時に，いったんドレーン鉗子で胸腔ドレーンの接続管をクランプし，排液バッグからはずして，ドレーンの先端を滅菌ガーゼで包み，患者さんは丸めたドレーンをもって移送されたり歩いたりしていました．そのとき，排液量が多くエアリークがある患者さんは，クランプ中，吸引が中断されることになるので，胸腔内に溜まっていく出血や空気で肺が圧迫されて苦しくなる場面がありました．

しかし，バッテリー搭載の吸引器開発によって，手術部からは吸引を継続しながら移送ができるようになり，移送・歩行時に吸引中断がないため患者さんが苦しむこともなくなって，術創の回復が早まるようになりました．最近では，クランプをするのは**表4**のときくらいです．

表4　胸腔ドレーンをクランプする場合の例

①排液バッグの交換時．
②気胸が激しく治癒しない際に，意図的にエアリークの原因となっている胸腔内の部位を癒着させるための薬液，抗悪性腫瘍溶連菌製剤OK-432（ピシバニール®）を注入したあと，医師が指示した時間だけクランプすることがあります．たとえば，「30分間のみクランプ．しかし，呼吸困難などがあれば医師に連絡…」などの指示が出ます．

9）ドレーンカートを用いた歩行

低圧持続吸引器本体の重量は4〜5kgもあり，術後の患者さんがもって歩くことは困難で創部に対して負担となるため，ドレーンカートを使用します．

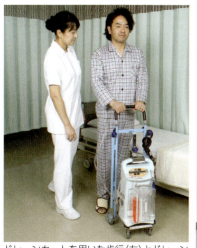
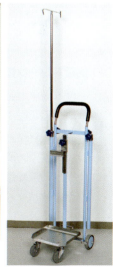

ドレーンカートを用いた歩行(左)とドレーンカート(右)

(協力：泉工医科工業株式会社)

Part❷　術式別・周手術期看護

10) 接続部の固定の厳重管理

胸腔ドレーンは，腹腔ドレーンと違って，挿入部がテープだけで留められているわけではありません．胸腔ドレーンに糸がかけられ，その糸が皮膚に縫合されて留められ，管が抜けないようになっています．さらに，幅広のテープで固定され，胸腔ドレーンと接続管の接続部ははずれないように結束バンドと結束工具を使ってしっかり固定されています．

胸腔ドレーンの気密性はとても大切です．万一，接続部がはずれてしまうと，胸腔内は陰圧なので，大気が管から胸腔内に入り込み，膨らんでいる肺がつぶれる危険にさらされるからです．

したがって，排液バッグの交換のときは，ドレーン鉗子2〜3本でドレーンをクランプしてからはずすなど，注意が必要です．

ドレーンも頑丈にできていて気密性が守られています．低圧持続吸引器との接続部もはずれにくいようになっています．

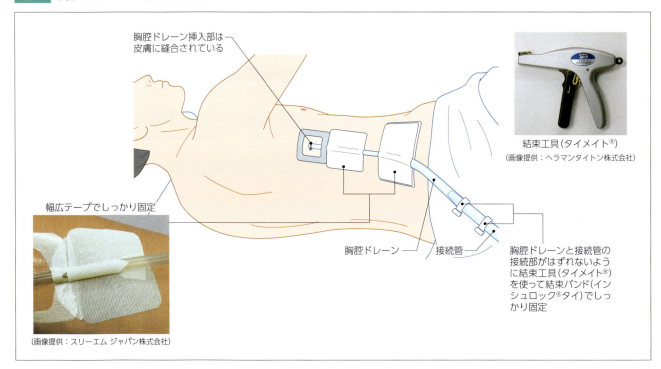

図5 胸腔ドレーンの挿入部固定

11) 胸腔ドレーン抜去のめやす

胸腔ドレーン抜去のめやすとなる条件は，**表5**のとおりです．

胸腔ドレーンの抜去時は，医師が抜去部位を縫合しますので，縫合のための局所麻酔薬や縫合糸と持針器，消毒綿棒，ガーゼとテープまたはガーゼのついた吸収パッドなどが必要になります．

表5 胸腔ドレーン抜去のめやすとなる条件

①排液の性状：血性が漿液性に変わった（淡々血性で抜くこともある）．
②1日の排液量：100〜150mL/日以下になった（もう少し多い量で抜くこともある）．
③エアリーク：肺からのエアリークがない．あるいは，エアリークがなくなって1日経過した．
④X線：胸部X線写真上，残存肺が膨らんだ．

6 退院指導

1）上気道感染症予防
手洗い，うがいなどを行い，上気道感染症（感冒など）を予防します．寒い時期や外出時など人混みの中ではマスクを着用します．

2）創部や胸腔ドレーン抜去部の処置方法
創部は全抜糸後1日程度まではガーゼのついたパッドをあてます．その後は創がきれいな状態であれば，パッドは除去して大丈夫です．胸腔ドレーン抜去部は，抜糸が終わらないままパッドをあてて退院になることがあります．外来での抜糸まで防水パッドを貼り続けて密閉しておく場合もありますし，シャワー時に防水フイルムをつけ，シャワー後市販の消毒薬で消毒し，新しいパッドに交換することもあります．退院時の状況に応じて説明します．

図6 創部やドレーン抜去部の処置方法

※手当の前後に手洗い

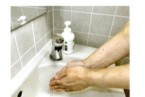

《パッドを貼り替える場合》
①創部のパッドの上から防水フイルムを貼ってシャワーを浴びる．

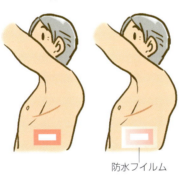
防水フイルム

②消毒する．
（中央から外側へ）

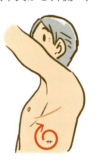

③新しいパッドを貼る．

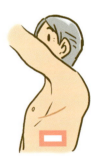

《密閉しておく場合》
①防水パッドならそのままシャワーを浴びる．

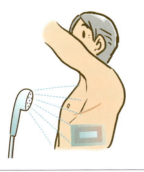

②水分を拭きとる．
（必要時貼り替える）

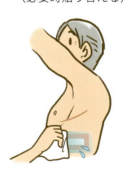

3）定期的深呼吸

　　定期的に深呼吸をして，残存肺に十分な酸素を取り込みます．

　　医師から術前に呼吸訓練器の指示を受けて手元に訓練器がある患者さんは，創部の治癒状況を確認し，医師の許可を得て，訓練器を使った呼吸訓練を定期的に行ってもよいでしょう．

4）運動

　　呼吸筋をはじめ，全身の運動や散歩などを定期的に取り入れ，手術で低下した筋力の回復をはかります．

5）栄養バランスのよい食事

6）定期受診

7）入浴による循環促進

　　入浴は酸素消費量が増加するため，熱いお湯での長湯は禁物ですが，入浴で全身の循環を促進させることは，創部の治癒促進や術後の肋間神経痛の緩和に対して効果があります．

Part 2　術式別・周手術期看護

② 胃切除術

　胃には，①食物の一時貯留機能，②食塊の混合・消化機能，③食物を次の十二指腸に排出する，という3つの機能があります．

　口腔で唾液と混ざった食物が胃に届くと，胃の入口の噴門，出口の幽門が閉じた状態となり食物を貯留させます．強い胃酸は食物の殺菌を行い，数分後からは蠕動運動が起こります．食物は唾液と酸性の胃液とともに攪拌・混合され，デンプンやタンパク質，脂肪分子が消化された糜粥というスープ状になります．面白いことに食物のタンパク質は消化されるのに，胃の細胞のタンパク質は消化されません．なお，胃の上皮細胞は大部分の物質を透過しないため，胃からの栄養素吸収はわずかです．栄養素の吸収はほとんどが小腸で行われます．その後，幽門括約筋が少しずつ開いて，2〜4時間をかけて糜粥が十二指腸に排出されます．胃壁細胞からは造血に利用されるビタミンB_{12}の吸収に必要な内因子も分泌されています．

　そのため胃が切除されると，術後は食物の貯留機能，消化機能，排出機能，ビタミンB_{12}の吸収力に問題が生じますが，その程度は全摘・亜全摘（全摘よりは摘出範囲が小さい），噴門部・幽門部機能の温存の有無など，術式によって違ってきます．

　胃切除術を受ける患者さんへの指導で最も大切なことは，食生活指導です．必要に応じて消化薬などの内服指導も行います．

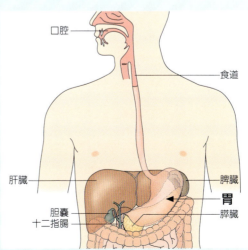

術前

1 術前オリエンテーションのポイント

　術前オリエンテーションは，Part1の内容に沿って行います．術前の患者さんは，栄養をとり，体力をつけておくことがポイントです．

2 術前日に準備・確認すること

①除毛
②入浴
③ネームバンド装着
④患者さんが準備する物品の確認
⑤手術室へ持参する物品の確認
⑥21:00　就寝時
　下剤内服，禁食開始，必要時睡眠薬内服
⑦24:00　禁飲水開始

除毛の範囲

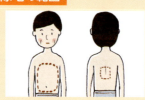

患者さんが準備する物品の例
- 腹帯3～5枚
- T字帯1枚
- 吸い呑み
- ティッシュ
- タオル
- バスタオル
- スプーン
- 下着

手術室へ持参する物品の例
- 医師カルテ：手術承諾書と各種同意書，血液型の検査結果，感染症の検査結果，採血の検査結果，疾病特有の検査結果など
- 最新のX線フイルム（データがパソコンから送信される場合は不要）
- 看護記録：既往歴，アレルギーの有無　など
- 手術直前看護記録：術前処置の実施内容と結果
- 麻酔科外来カルテ（前日に硬膜外持続チューブを挿入した場合など）

3 術当日手術室へ出発するまでの流れ

《午前の手術の例》

6:00　バイタルサインの測定
7:00　ネブライザー
　　　グリセリン浣腸→反応便の確認，残便感の確認
8:00　トイレ
　　　術後物品をわかるところに出しておく
　　　時計，眼鏡，コンタクトレンズ，義歯，指輪，ヘアピン，かつらなどの除去
　　　手術衣への更衣，下着を脱ぐ，弾性ストッキング装着
8:20　家族へのあいさつ・説明
　　　手術室へ看護師と出発

《午後の手術の例》

6:00　バイタルサインの測定
7:00　ネブライザー
9:00　グリセリン浣腸→反応便の確認，残便感の確認
9:30　点滴500mL開始
10:00　バイタルサインの測定
12:00　トイレ
　　　術後物品をわかるところに出しておく
　　　時計，眼鏡，コンタクトレンズ，義歯，指輪，ヘアピン，かつらなどの除去
　　　手術衣への更衣，下着を脱ぐ，弾性ストッキング装着
12:20　家族へのあいさつ・説明
　　　手術室へ看護師と出発

手術は，全身麻酔下で仰臥位で行われます．所要時間は，約3時間です．

1 術直後の状況

①酸素吸入
　術後1～2日間酸素投与を行います．
②中心静脈高カロリー輸液
　食事をしばらくとれないので，中心静脈（上大静脈）から高カロリー輸液を投与します．
③胃管
　術後数日間入ることが多いです．
④ウィンスロー孔ドレーン ｝ 後出血，滲出液の排出をはかり，創部の治癒を促進し，縫合不全を予防するために術後数日間入ります．
⑤左横隔膜下ドレーン
⑥正中創部カットドレーン
⑦腹部正中創
　術後およそ7日間で半抜糸，翌日全抜糸します．
⑧硬膜外持続チューブ
　術後約4日間，鎮痛薬をこのチューブから流します．
⑨抗菌薬の点滴
⑩膀胱留置カテーテル
　術後1日目に抜去します．
⑪弾性ストッキングと間欠的空気圧迫装置
⑫SpO_2モニターとバイタルサイン
⑬心電図

■ 胃切除術後のドレーン挿入部位

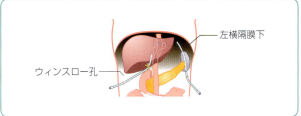

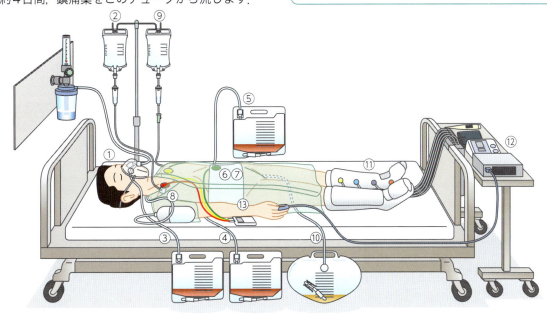

2 術後の経過

表6に胃切除術の術後経過例を示します.

表6 胃切除術の術後経過例

基本的欲求の項目		健康上の問題	看護援助	術当日	1日目	2日目	3日目	4日目	5日目	6日目	7日目	8日目
生理的欲求	1 意識・感覚	覚醒不良	覚醒の確認									
	2 呼吸	呼吸器合併症	酸素吸入	酸素マスク		中止						
			深呼吸	検温ごと	検温ごと							
			ネブライザー	ネブライザー								
	3 循環	血圧変動	血圧測定 脈拍測定	2〜4時間ごと	4検	4検	4検	3検	3検	3検	2検	
	4 体液・内分泌	出血	胃管排液観察 ※全摘では挿入しない	血性	コーヒー残渣様	抜去						
				亜全摘の場合は吻合部減圧のために4〜5回/日胃管吸引指示が出る場合がある								
			正中創部カットドレーン					抜去				
			ウィンスロー孔ドレーン	血性	血性	漿液性	漿液性	漿液性	抜去	術当日各ドレーンより100mL/h以上の出血に注意		
			左横隔膜下ドレーン	血性	血性	漿液性	抜去					
			点滴	水分・電解質の補給								
		悪性貧血	Hbチェック									
			内服指導								内服指導	
	5 体温	発熱	発熱時苦痛の緩和 体温測定	吸収熱のおそれ						感染に伴う発熱のおそれ		
				2〜4時間ごと	4検	4検	4検	3検	3検	3検	2検	
	6 食事	禁飲食の長期化	高カロリー輸液管理	中心静脈高カロリー輸液								
		胃の容量の低下	食事指導	※飲水・食事の開始時期は個人差がある				X線造影検査(ガストログラフイン®)による透視, 飲水 食事開始 退院指導				
		消化吸収障害						縫合不全や通過障害がないことを確認	5〜6回/日の分割食指導 小胃症状 逆流性食道炎 ダンピング症候群 に注意			
	7 排泄	腸管麻痺	腸蠕動回復援助	点滴内パントール®	腸蠕動回復	排ガス	排便					
			胃管管理									
		尿路感染	膀胱留置カテーテル抜去			膀胱留置カテーテル抜去						
	8 睡眠・休息	不眠	安眠への援助									
	9 活動	体動困難 筋力低下	早期離床	ベッド上仰臥位 上半身やや挙上	坐位 立位 トイレ歩行介助							
	10 清潔	入浴禁止	清潔の援助 寝衣交換		全身清拭 寝衣交換		全身清拭 寝衣交換	足浴 洗髪	全身清拭 寝衣交換	シャワー浴	シャワー浴	
	11 性											
安全の欲求	1 疼痛からの解放	創痛	疼痛コントロール	硬膜外持続チューブから鎮痛薬投与					抜去			
				必要時鎮痛薬筋注			必要時鎮痛薬坐薬					
	2 適応・ストレスの処理	ストレス・不安	ストレス・不安の緩和	必要時鎮静薬投与								
	3 環境の安全 感染	感染	感染予防	ガーゼ汚染時包帯交換							半抜糸	全抜糸
				抗菌薬の点滴						術後6日以降の発熱,白血球やCRPの増加,腹痛,嘔気,創離開,ドレーン排液増加などは感染のおそれ		
				観察室	自室							
	4 経済	経済的負担	必要時高額療養費制度などの社会資源の活用指導									
所属と愛の欲求		役割遂行困難	世話をする人の把握									
			社会的役割調整状況の把握									
承認の欲求		ボディイメージの変化	ボディイメージの変化の受け入れへの支援									
自己実現の欲求		自己の可能性や価値の達成困難	社会復帰など自立へ向けた支援									

3 胃の機能に対する手術の影響

　胃には1,000～1,500mLの食物貯留機能があり、1日1～3Lの胃液を分泌して、食物を糜粥（粥状）にし、次の十二指腸に送るという、蠕動運動機能があります。胃酸はタンパク質の消化に不可欠で、殺菌作用もあるため、口から入った細菌の増加を防いでくれます。

　術後は今までと同じ量を一度に食べられなかったり、噴門部機能が低下・消失すると"逆流性食道炎"の症状が出たり、幽門部機能が低下・消失するとすぐに小腸へ食物が入ってしまうことで「ダンピング症候群」を起こすことがあります。したがって、術後は消化機能の低下に応じた食生活指導および後述する合併症に対する指導・内服指導などがポイントになります。

> **ダンピング症候群**
>
> 　ダンピング症候群は胃切除術後合併症のうちの1つで、「ダンピング」とは「墜落する」という意味です。本来胃の出口で十二指腸につながる幽門部には、幽門括約筋があり、食物がすぐに十二指腸に流れて行くのを防いで、胃の中に食べ物を貯留させます。そして、胃は食物を攪拌し粥状にしてから、幽門括約筋を開いて少しずつ十二指腸へ送り出すのです。しかし、胃切除術後に幽門機能が低下・消失すると、食物が胃に留まらず未消化のまま急速に腸に落ちていきます。それによって、血糖値の変動や各種ホルモンの分泌、冷汗、動悸、低血糖などの不快な症状（ダンピング症候群）が起こることがあります。

■ 胃の蠕動運動

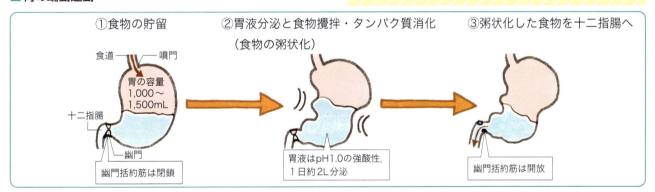

4 術後の食生活指導のポイント

1）分割食
　今まで1日3食だったものを半年から1年くらい1回量を減らした5～6食/日とし、徐々に3回食に戻します。ただし、胃の切除範囲や患者さんごとの状況によって、分割状況・期間は変わります。

2）ゆっくりよく噛んで食べる

3）胃に負担をかけない食生活
　①段階をふんだ術後の主食の変化例

食事開始後1～2日目	3～4日目	5～6日目	7日目以降
1日目：流離食50mLを飲み、嘔気を確認、ゆっくり飲む。 2日目：1回100mL程度をゆっくり時間をかけて飲む。	3分粥	5分粥	全粥

　②刺激物を避ける。入院中、飲水が許可された際、お茶やジュースは飲んでもよいが、炭酸飲料、コーヒーなどの刺激物は避ける。
　③消化吸収のよい間食を取り入れる。
　　例：牛乳、果汁、スープ、ゼリー、乳酸飲料、ヨーグルト、プリンなど
　④術後イレウス（腸閉塞）の原因になるおそれがあるため、消化されにくい食材、腸内で膨れて切れにくい食材を避ける。
　　例：コンニャク、白滝、昆布、スルメ、ラーメンなど

5 術後の内服薬

①胃粘膜保護薬・消化吸収促進薬
②腸蠕動を促す薬　など

6 術後合併症と予防

術後合併症	原因と症状	予防・対策
逆流性食道炎	食道噴門部切除や胃全摘術後→胃液や胆汁液が食道に逆流→胸やけ	食後しばらく上半身を起こしておく 就寝時，上半身を少し起こして寝る 制酸薬の内服
小胃症状	胃切除→胃の容量の減少→食後すぐの満腹感，胃部停滞感（胃もたれ）	1回の摂取量を減らし，1日の食事回数を5～6回に増やし，徐々に3回食に戻す 消化薬の内服
吻合部狭窄 吻合部通過障害	胃切除→吻合部の狭窄・一時的浮腫・通過障害→食事時のつかえ感・胃部停滞感，嘔吐	消化されにくい食事や，腸内で膨れて切れにくい食事（コンニャク，スルメ，昆布，ラーメンなど）の摂取を避ける 必要時，胃管挿入による内容物の吸引
早期ダンピング症候群 ※発症率：胃切除術患者の10～20%	胃の貯留機能の低下・消失→未消化の食物の急激な小腸内移動→血糖値の上昇，セロトニンや消化管ホルモンの分泌，血液の毛細血管への移動→全身の循環血液量の減少→眩暈，動悸，冷汗 腸管への水分移動→腹痛，腸蠕動亢進	1回の摂取量を減らし，1日の食事回数を5～6回に増やす 汁物を控え，固形状のものをゆっくり摂取 甘い物，冷たい物，熱い物は量を控えめにとる
後期ダンピング症候群 （後期低血糖症）	胃の貯留機能の低下・消失→未消化の食物の急激な小腸内移動→血糖値の上昇→インスリンの過剰分泌→食後2～3時間後に低血糖症状（動悸，頻脈，冷汗，眩暈など）	食事の摂取方法は，"早期ダンピング症候群"に準ずる 必要時医師へ相談　血糖値測定 低血糖時はアメなどを摂取
悪性貧血	胃切除→胃酸分泌の低下→ビタミンB_{12}の吸収障害→体内のビタミンB_{12}がいずれ枯渇→赤血球がつくられるためのビタミンB_{12}が不足→赤血球の減少→悪性貧血（胃切除後約5年後以降）	ビタミンB_{12}や鉄剤の内服 定期的な採血検査で貧血を確認

7 包帯交換

《必要物品》
① 滅菌鑷子
② 消毒綿棒
③ ガーゼ
④ テープ
⑤ 膿盆かビニール袋

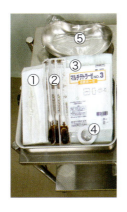

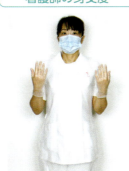

看護師の身支度

●胃切除術後の包帯交換〜創部は腹部正中創で左横隔膜下とウィンスロー孔と正中創にドレーンが入っている例〜

《手順と留意点》

1) 仰臥位のまま寝衣の身ごろ・腹帯を開く.

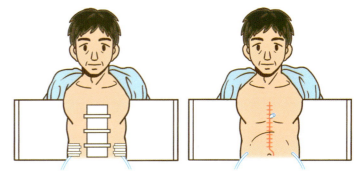

2) ガーゼを除去する.
　滅菌鑷子を滅菌バッグから開封し，医師にわたします．医師はガーゼを取り除きます．

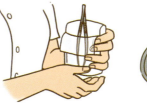

3) ポビドンヨード（イソジン®）で消毒する.
　消毒の前に発赤・腫脹・出血・滲出液の有無を観察します．医師は，創の消毒をし，使用後の綿棒は膿盆かビニール袋に捨てます．
　腹部正中創にカットドレーンが挿入されている場合は，滲出液の有無を確認します．

①正中の創の真上を消毒　②創の左右を消毒

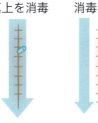

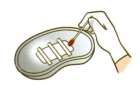

4）ウィンスロー孔や左横隔膜下にドレーンが入っている場合は，挿入部周囲を消毒する．

　医師は，ドレーンの挿入部から外側に向かって消毒し，使用後の綿棒は膿盆かビニール袋に捨てます．

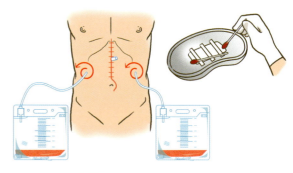

5）創部とドレーン挿入部にガーゼをあてテープで固定する．

　腹部正中創にペンローズドレーンがカットされて入っていたら，そこから滲出液が出てくることがあるので，ガーゼを厚めにして医師にわたします．ドレーン挿入部は割ガーゼをあてた後，さらにその上をガーゼで覆い，テープで固定します．

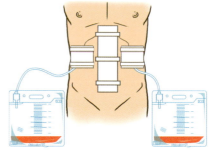

　数日してドレーンが抜去されるときは，腹腔ドレーンの場合，胸腔ドレーンと違って抜去部を縫合しません．ドレーン抜去部は消毒してガーゼをあて，肉芽（傷や炎症により欠損を生じた部分にできる結合組織）が上がってくる自然治癒を待ちます．

　肉芽が上がってくるまで，黄色い消毒薬のアクリノールをしみ込ませたコメガーゼ（挿入ケアガーゼ）をゾンデで穴に詰め，その上をガーゼで覆います．

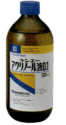 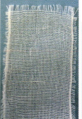 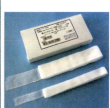

（画像提供：健栄製薬株式会社）　約3cm幅のコメガーゼ（画像提供：白十字株式会社）

ゾンデ（消息子）（画像提供：大祐医科工業株式会社）

　腹部正中創のペンローズカットドレーンや留置ドレーンを抜去してすぐの期間，滲出液が多いときは，吸収性のあるコットンの不織布で覆われた脱脂綿入りの厚手のメンポーガーゼをあてて，滲出液を吸収させます．

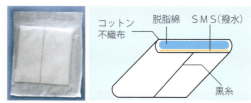

メンポーガーゼ（画像提供：大衛株式会社）

6）腹帯を巻く．

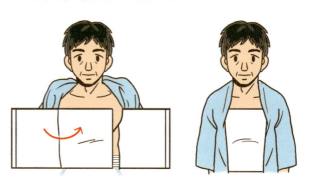

7）寝衣の前を合わせ，整える．

8 寝衣交換と清拭

術後1日目は仰臥位で浴衣式寝衣の交換を行います．膀胱内留置カテーテルは，ほとんどの場合術後1日目に抜けますので，T字帯からパンツに履き替えます．

ワゴン上
①蒸しタオル　③寝衣
②バスタオル

ベッドサイド
④腹帯　　　⑤パンツ
※ここではワゴン上に準備

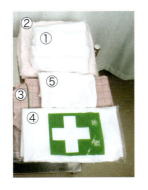

看護師の身支度

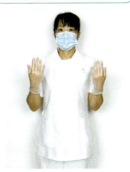

● 胃切除術後の腹帯・寝衣交換（浴衣式から浴衣式への交換）
《手順と留意点》

1) 新しい寝衣・腹帯・下着と清拭物品をベッドサイドのとりやすい位置に準備する．

2) 硬膜外持続チューブが安全ピンで寝衣に固定されているときははずす．

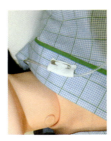

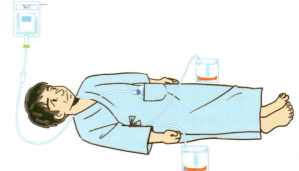

3) 両袖を脱がせ，身ごろと腹帯を開いてT字帯のひもをとり，体の前面（顔→首→両手→胸腹部→下腿→陰部）を拭く．あるいは身ごろを開いて清拭し，そのあと手順4）で側臥位にしたときに袖を脱がせてもよい．

　高カロリー輸液のラインが鎖骨下静脈から挿入されていれば袖通しに影響しないので，左右どちらから脱いでも着せても大丈夫です．

　バスタオルなどで不必要な露出を防ぎながら清拭します．創部を開く方向に拭かないようにし，ドレーンが入っている場合は，それを引っ張ったり屈曲させたりしないように気をつけます．

　陰部を拭くタオルは専用のものを使います．陰部は陰部洗浄してもよいですし，歩行が許可されれば，温水洗浄便座で洗ってもらうようにします．

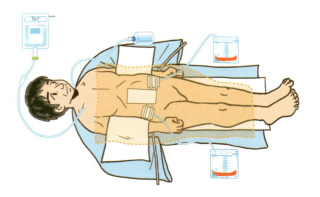

4）看護師側を向く側臥位にして，背部と殿部を清拭する．

　　術後1日目などまだまもない時期は，可能なら看護師2人で行います．側臥位にしたときに，1人は肩と腰を支える係，もう1人は背部・殿部の清拭をする係，というように分担すると患者さんも楽です．お互い，ライン類を引っ張ったり，圧迫・屈曲したりしないように気をつけながら行います．

> 蒸しタオルで清拭したあとは，乾いたタオルかバスタオルですぐに水分を拭きとり，気化熱による寒気を防ぎます．

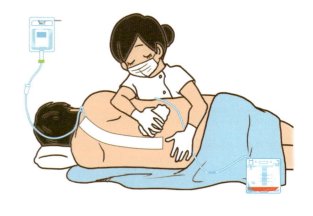

5）寝衣と腹帯とT字帯を背部の下に入れ込む．

　　はじめに古い寝衣を内巻きにして背部にしっかり入れ込みます．

　　T字帯はここではずしてもよいです．

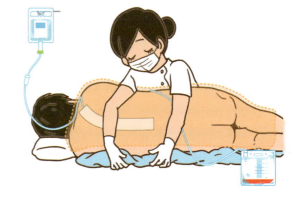

6）新しい腹帯をあて背部の下に入れ込む．

　　腹部に新しい腹帯を巻いて背部の下まで深く入れ込みます．

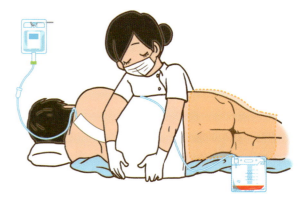

7）新しい寝衣の袖を通し，背部の下までしっかり入れ込む．

　　うしろ身ごろのシワをしっかり伸ばし，古い寝衣の下に新しい寝衣をしっかり入れ込みます．合わせてシーツのシワもあれば伸ばします．

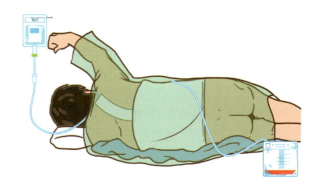

8) 仰臥位に戻し，古い寝衣と腹帯をはずす．
　　背部の下に入れ込まれていた新しい寝衣と腹帯を反対側に引いて広げ，古い寝衣と腹帯を引き抜きます．

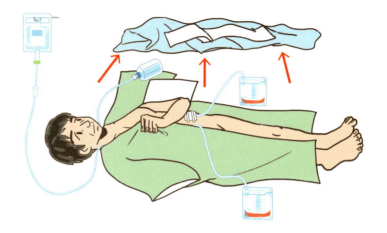

9) 新しい寝衣の袖を通し，腹帯を巻き，パンツを履かせる．
　　新しい寝衣の袖を通し，腹帯を巻いて，巻き具合を患者さんに確認します．
　　パンツを履かせます．

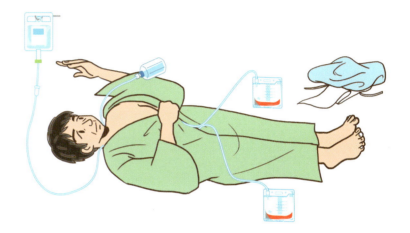

10) 身ごろの合わせを整え，ひもを結ぶ．
　　硬膜外持続チューブを安全な位置に置きます．

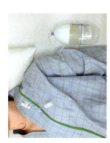
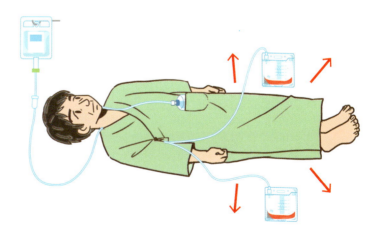

11) 片づける．
　　洗濯物（汚れた寝衣や腹帯，下着）は，ビニール袋などに入れて，家族がわかりやすい場所に置いておきます．病院から借用している寝衣は，院内の規定にしたがって片づけます．

MEMO

Part 2 術式別・周手術期看護

③ 腹腔鏡下胆嚢摘出術

　胆嚢は，長さ7～10cm，ナスまたは西洋梨型の袋状の器官で，肝臓下縁を越えて吊り下がっています．胆嚢は，肝臓で1日あたり800～1,000mL分泌される胆汁（黄褐色あるいはオリーブグリーン色）を一時的に溜めて濃縮させます．食物が小腸で消化吸収される段階になると，胆嚢は胆汁を総胆管へ流し，オッディ括約筋を緩めてファーター乳頭を開きます．そこから胆汁が十二指腸に流れ込み，小腸における脂肪の消化・吸収を助けます．

　胆汁のほとんどは水で，胆汁酸塩，コレステロール，レシチンが含まれていますが，成分によってコレステロールやビリルビンカルシウムなどが胆嚢内で結晶化して胆石となったり，胆嚢管などに詰まることがあります．

　胆石が存在する部位は，胆嚢，肝内胆管，総胆管，ファーター乳頭です．胆嚢内にあるあいだは痛みがなくても，管内に石が入り込んでしまうと，黄疸が出現したり，激しい痛み（疝痛※発作）に襲われます．管内結石の場合は胆管切開術が必要となり，術後ドレーンが管内に留置され，回復までに時間を要することになります．

　この章では，管内結石ではなく胆嚢内の胆石症で，腹腔鏡下で手術をする患者さんの看護について説明します．なお，胆嚢を摘出したあとは，濃縮胆汁が出なくなりますが，肝臓からの胆汁の分泌は継続して行われていますので，脂肪の消化吸収ができなくなるわけではありません．

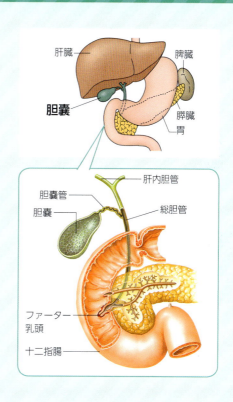

※疝痛(仙痛)とは

腹部の攣縮（痙攣性収縮）による疼痛で発作的・間欠的（周期的）・激烈・絞扼性の痛み．一般的には夕食後の寝入りばなに起こりやすい．これは胆石が胆嚢管や胆管の末端に嵌頓することによる．「胃痙攣」かと思うことがある．胆嚢内の石が胆嚢管に引っかかって痛みが出たときは，臥床するよりも立位になったほうが，石が胆嚢の袋の下部におりて痛みが緩和することがある．

術前

1 術前オリエンテーションのポイント

術前は，Part1の内容に準じた術前オリエンテーションを行います．

患者さんの食事内容として，天ぷらや生クリームのケーキなどによる脂肪の摂取が胆石症の疝痛発作を招く場合があるので，注意します．

2 術前日に準備・確認すること

①除毛
②入浴
③ネームバンド装着
④患者さんが準備する物品の確認
⑤手術室へ持参する物品の確認
⑥21:00　就寝時
　　下剤内服，禁食開始，必要時睡眠薬内服
⑦24:00　禁飲水開始

除毛の範囲

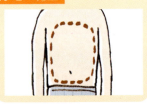

患者さんが準備する物品の例

- 腹帯 1 枚
- T字帯 1 枚
- 吸い呑み
- ティッシュ
- タオル
- バスタオル
- 下着

手術室へ持参する物品の例

- 医師カルテ：手術承諾書と各種同意書，血液型の検査結果，感染症の検査結果，採血の検査結果，疾病特有の検査結果など
- 最新のX線フイルム（データがパソコンから送信される場合は不要）
- 看護記録：既往歴，アレルギーの有無　など
- 手術直前看護記録：術前処置の実施内容と結果
- 麻酔科外来カルテ　など

3 術当日手術室へ出発するまでの流れ

《午前の手術の例》
6:00　バイタルサインの測定
7:00　ネブライザー
　　　グリセリン浣腸→反応便の確認，残便感の確認
8:00　トイレ
　　　術後物品をわかるところに出しておく
　　　時計，眼鏡，コンタクトレンズ，義歯，指輪，ヘアピン，かつらなどの除去
　　　手術衣への更衣，下着を脱ぐ，弾性ストッキング装着
8:20　家族へのあいさつ・説明
　　　手術室へ看護師と出発

《午後の手術の例》
6:00　バイタルサインの測定
7:00　ネブライザー
9:00　グリセリン浣腸→反応便の確認，残便感の確認
9:30　点滴500mL開始
10:00　バイタルサインの測定
12:00　トイレ
　　　術後物品をわかるところに出しておく
　　　時計，眼鏡，コンタクトレンズ，義歯，指輪，ヘアピン，かつらなどの除去
　　　手術衣への更衣，下着を脱ぐ，弾性ストッキング装着
12:20　家族へのあいさつ・説明
　　　手術室へ看護師と出発

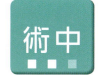

手術は，全身麻酔下で仰臥位で行われます．所要時間は，約2時間〜2時間半です．
腹腔鏡の器具で内臓を傷つけないように，炭酸ガス（CO_2）を腹腔内に注入（気腹）して手術が行われます．

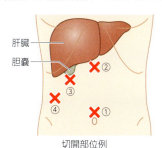

切開部位例

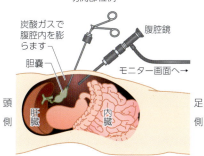

気腹による手術

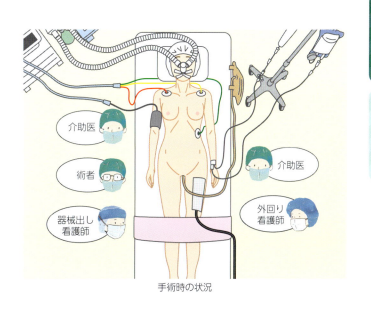

手術時の状況

1 術直後の状況

①酸素マスク
　術後1～2日間酸素投与を行います.

②点滴
　当日から1日目までは，水分・電解質，抗菌薬の点滴が行われます.

③胃管
　ほとんどの場合，当日に抜去されます.

④創部
　1週間以内に退院した場合は，外来受診しての抜糸になります.

⑤膀胱留置カテーテル
　手術終了時か，術後1日目には抜去されます.

⑥SpO_2モニターとバイタルサイン

⑦弾性ストッキングと間欠的空気圧迫装置

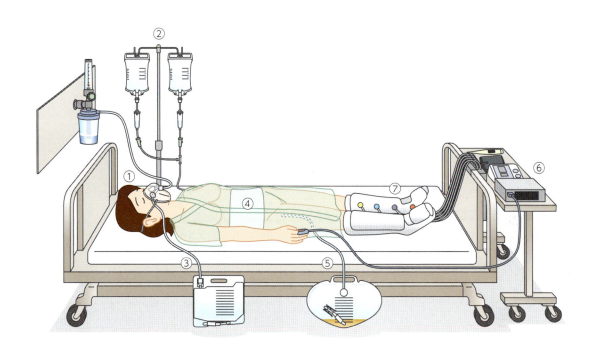

2 術後の経過

1）胆嚢の働きと摘出術後の体への影響

　胆嚢は，肝臓で作られる胆汁を貯留し，胆汁を濃縮させて食後に排出し，脂肪の消化を助けています. 胆嚢を摘出すると，濃縮胆汁は出なくなりますが，胆汁は肝臓で作り続けられていますので，体が適応していきます.

　表7に，腹腔鏡下胆嚢摘出術の術後経過例を示します.

表7 腹腔鏡下胆嚢摘出術の術後経過例

	基本的欲求の項目	健康上の問題・課題	術当日	1日目	2日目	3日目	4日目
生理的欲求	1 意識・感覚	覚醒の問題	全覚醒の確認		← 退院 →		
	2 呼吸	呼吸器合併症：無気肺	喀痰を促す ティッシュ，ごみ袋は手元				
	3 循環	術中・直後の血圧変動	血圧測定				
	4 体液・内分泌	出血に伴う体液喪失	止血確認と輸液管理				
	5 体温	発熱：吸収熱	体温測定 必要時冷罨法，解熱薬				
	6 食事	禁食 消化不良	禁食	食事開始 脂肪のとりすぎ注意 消化薬投与時説明			
	7 排泄	下痢 腸管麻痺 尿路感染	膀胱留置カテーテル抜去	1〜2日目で排ガス 下痢の有無			
	8 睡眠・休息	疼痛に伴う不眠	安静・睡眠確保				
	9 活動	体動制限	仰臥位 セミファウラー位	歩行			
	10 清潔	入浴不可 発汗				清拭 洗髪	シャワー
	11 性						
安全の欲求	1 疼痛からの解放	創部痛	鎮痛薬投与				
	2 適応・ストレスの処理	ストレス	ストレスの有無を確認				
	3 環境の安全 感染	創感染 抜糸前に退院	創処置 抗菌薬投与				
	4 経済	経済的負担	必要時入院費用の説明，診断書への対応				
所属と愛の欲求		役割遂行困難	家族・職場などの調整				
承認の欲求		ボディイメージの変化	胆嚢を摘出すると，濃縮胆汁は出なくなるが，胆汁は肝臓で作り続けられるため体が適応していく				
自己実現の欲求		自己の可能性を高める（課題）	社会復帰など自立へ向けた支援				

腹腔鏡下手術では，腹部に3〜4か所の1〜2cm程度の小さな創ができます．

2）術後の指導のポイント

胆石の原因は，①食生活，②運動不足，③ストレス，④ホルモン，⑤加齢といわれています．術後，しばらくは脂肪をとりすぎない食生活を送り，適度の運動を心がけ，ストレスをできるかぎり避けることがポイントになります．

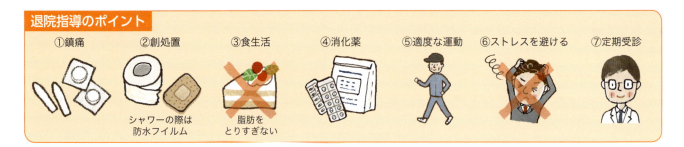

退院指導のポイント
①鎮痛 ②創処置（シャワーの際は防水フイルム） ③食生活（脂肪をとりすぎない） ④消化薬 ⑤適度な運動 ⑥ストレスを避ける ⑦定期受診

3 包帯交換

● 胆嚢摘出術後の包帯交換

《必要物品》

①滅菌鑷子　③パッド
②消毒綿棒　④膿盆かビニール袋

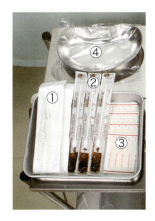
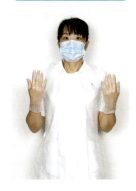

看護師の身支度

《手順と留意点》

1）寝衣の身ごろを開き，腹帯を取り除く．

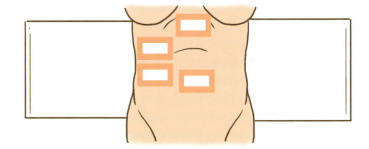

2）パッドを取り除き，ポビドンヨード（イソジン®）で消毒する．

　1〜2cm程度の創が3〜4か所あります．
　消毒の前に発赤・腫脹・出血・滲出液の有無を観察します．創の消毒をし，使用後の綿棒は膿盆かビニール袋に捨てます．

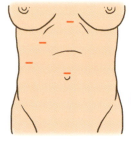
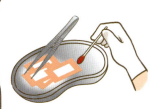

3) 創部にパッドを貼付する．

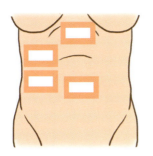

　出血がなければパッドを交換せず，被覆したまま密閉しておくよう医師が指示する場合もあります．

4) 腹帯を巻く．

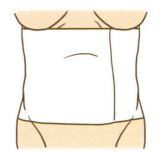

5) 寝衣の前を合わせ，整える．

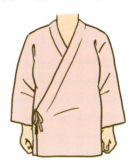

4　寝衣交換と清拭

術後1日目の浴衣式寝衣の交換は，仰臥位の状態で行います．翌日からは，端坐位も可能になります．

ワゴン上
①蒸しタオル　③寝衣
②バスタオル

ベッドサイド
④腹帯　　　　⑤パンツ
※ここではワゴン上に準備

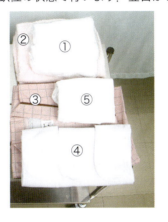

看護師の身支度

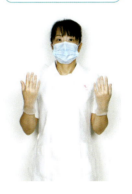

● 胆嚢摘出術後1日目の腹帯・寝衣交換（浴衣式から甚平式への交換）

《手順と留意点》

1) 清拭物品と新しい寝衣・腹帯・下着をベッドサイドのとりやすい位置に準備する．

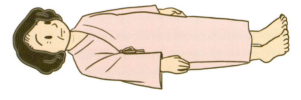

2) 古い寝衣の両袖を脱がせ，T字帯のひもをとり，体の前面（顔→首→両手→胸腹部→下腿→陰部）を拭く．あるいは身ごろを開いて清拭し，そのあと手順4）で側臥位にしたときに袖を脱がせてもよい．

　バスタオルなどで不必要な露出を防ぎながら清拭します．創部を開く方向に拭かないように気をつけます．陰部を拭くタオルは専用のものを使います．陰部は陰部洗浄してもよいですし，歩行が許可されれば，温水洗浄便座で洗ってもらいます．

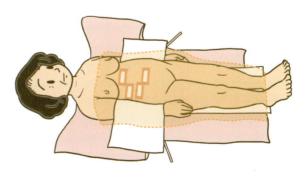

3）看護師側を向く側臥位にして，背部と殿部を清拭し，古い寝衣と腹帯とT字帯を背部の下に入れ込む．

　術後1日目などまだまもない時期は，可能なら看護師2人で行います．側臥位にしたときに，1人は肩と腰を支える係，もう1人は背部・殿部の清拭をする係，というように分担すると患者さんも楽です．お互い創部痛を増強させないように気をつけながら行います．清拭後，古い寝衣は背部の下にしっかり入れ込みます．

> 蒸しタオルで清拭したあとは，乾いたタオルかバスタオルですぐに水分を拭きとり，気化熱による寒気を防ぎます．

4）新しい腹帯をあて背部の下に入れ込む．
　T字帯はここではずしてもよいです．

5）新しい寝衣（甚平式の上）の袖を通し，背部の下に新しい寝衣をしっかり入れ込む．
　うしろ身ごろのシワを伸ばし，シーツのシワも伸ばします．

6）仰臥位に戻し，看護師側から古い寝衣と腹帯・T字帯を取り出し，新しい寝衣（上）と腹帯を引き出して着せる．

7）新しいパンツとズボンを履かせる．

8）片づける．
　洗濯物（汚れた寝衣や腹帯，下着）は，ビニール袋などに入れて，家族がわかりやすい場所に置いておきます．病院から借用している寝衣は，院内の規定にしたがって片づけます．

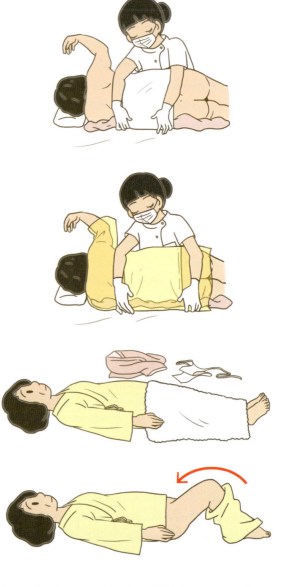

Part 2 術式別・周手術期看護

④ 甲状腺切除術

　甲状腺は，上下の長さ3〜5cm・重さは約20g，喉頭直下で気管前面を取り囲むように左右に位置し，H型あるいは蝶が羽を広げた形，または甲の字型に気管に広がっています．甲状腺ホルモンの形成・貯蔵・放出を行う内分泌腺で，通常100日分の供給量を備えているといわれます．

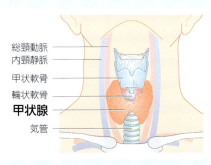

総頸動脈
内頸静脈
甲状軟骨
輪状軟骨
甲状腺
気管

　甲状腺ホルモンは基礎代謝を上げる働きをするため，バセドウ病（グレーブス病）のように甲状腺ホルモンが多量に分泌される病気になると，基礎代謝が高まり酸素消費量が増加します．つまり，運動しなくても激しく運動したような状態になり，発汗・頻脈・動悸・息切れなどがみられ，疲れやすくなります．細胞の糖質・脂質・タンパク質代謝が亢進しますから，食欲が増し，食べているのに痩せたりします．甲状腺が腫れ（甲状腺腫），眼球のうしろの脂肪組織や眼球を動かす筋肉が炎症やむくみによって体積を増し，眼球が前方に突出することもあります．

　甲状腺の近くには総頸動脈や内頸静脈などが走行しているため，術後はまれに後出血の増加で気管が圧迫され，呼吸困難につながる場合があります．また声帯を動かす筋肉を支配する反回神経も近く，手術時に損傷した場合は一時的に嗄声や嚥下障害が起こることがあります．

　バセドウ病の治療は，通常，まず抗甲状腺薬治療が選択されますが，ケースによっては経過をみて手術適応となります．この章では，甲状腺を摘出する事例について説明します．

術前

1 術前オリエンテーションのポイント

バセドウ病は，甲状腺機能が亢進する病気で，全身の基礎代謝が亢進しますので，図7のような症状がみられます．

バセドウ病の術前は，症状の観察と"甲状腺機能の正常化"がポイントです．

術前に甲状腺機能を正常化しておかないと，手術時に甲状腺ホルモンが急激に血中に入り，全身の代謝が亢進して，術後数時間以内に①高熱（39〜40℃以上），②発汗，③頻脈，④興奮状態，⑤意識障害などが出現するおそれがあります．それは，「甲状腺クリーゼ（バセドウ性昏睡）」といわれ，急激で重篤な甲状腺機能亢進症の病態です．クリーゼとはドイツ語で，英語ではクライシス（crisis，危機）にあたります．甲状腺の危機状態ということです．

術前の"甲状腺機能の正常化"は，術後の甲状腺クリーゼを予防するために大切です．

"甲状腺機能の正常化"とは，具体的には，

①抗甲状腺薬の投与による甲状腺機能の正常化
②無機ヨウ素薬（ヨウ化カリウム，内服用ルゴール液）の投与により，甲状腺ホルモンの合成・分泌を抑制する

などが挙げられます．無機ヨウ素薬には，甲状腺の血流を減少させる作用があるので，術中出血の予防にもつながります．ただし，4週間以上投与すると，甲状腺が硬くなるため，使用は術前の短期間のみの服用となります．

その他，術前オリエンテーションの内容は，Part1の内容に準じて行います．

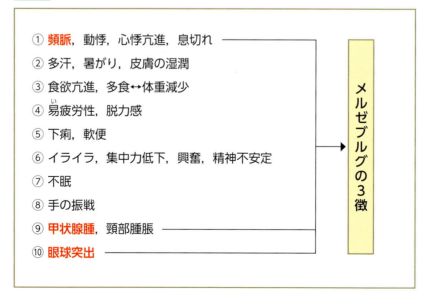

図7 バセドウ病の症状

2 術前日に準備・確認すること

①除毛
②入浴
③ネームバンド装着
④患者さんが準備する物品の確認
⑤手術室へ持参する物品の確認
⑥21:00　就寝時
　下剤内服，禁食開始，必要時睡眠薬内服
⑦24:00　禁飲水開始

除毛の範囲

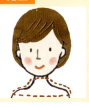

患者さんが準備する物品の例
- T字帯1枚　・バスタオル
- 吸い呑み　・スプーン
- ティッシュ　・下着
- タオル

手術室へ持参する物品の例
- 医師カルテ：手術承諾書と各種同意書，感染症の検査結果，採血の検査結果，疾病特有の検査結果など
- 最新のX線フイルム（データがパソコンから送信される場合は不要）
- 看護記録：既往歴，アレルギーの有無　など
- 手術直前看護記録：術前処置の実施内容と結果
- 麻酔科外来カルテ　など

3 術当日手術室へ出発するまでの流れ

《午前の手術の例》

6:00　バイタルサインの測定
7:00　ネブライザー
　　　必要時グリセリン浣腸→反応便の確認，
　　　　　　　　　　　　残便感の確認
8:00　トイレ
　　　術後物品をわかるところに出しておく
　　　時計，眼鏡，コンタクトレンズ，義歯，指輪，ヘアピン，かつらなどの除去
　　　手術衣への更衣，下着を脱ぐ，弾性ストッキング装着
8:20　家族へのあいさつ・説明
　　　手術室へ看護師と出発

《午後の手術の例》

6:00　バイタルサインの測定
7:00　ネブライザー
　　　必要時グリセリン浣腸→反応便の確認，
　　　　　　　　　　　　残便感の確認
9:30　点滴500mL開始
10:00　バイタルサインの測定
12:00　トイレ
　　　術後物品をわかるところに出しておく
　　　時計，眼鏡，コンタクトレンズ，義歯，指輪，ヘアピン，かつらなどの除去
　　　手術衣への更衣，下着を脱ぐ，弾性ストッキング装着
12:20　家族へのあいさつ・説明
　　　手術室へ看護師と出発

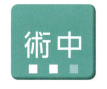

手術は，全身麻酔下で仰臥位，頸部後屈で行われます．所要時間は，約2時間です．

1 術直後の状況

①酸素マスク
　多くの場合，術後1日目で中止となります．

②頸部皮下ドレーン
　後出血，滲出液の排出を促し，創部の治癒促進・縫合不全予防のために術後数日間入ります．

③頸部に横切開の創，氷のう貼用（図8）
　医師は，頸部のシワの向きに合わせて横切開で手術をします．術当日から術後1日目にかけて，創部周辺の冷罨法を行います．術後4日目くらいから3か月程度は，傷がきれいな1本線となるように創部にテーピングを行います．

④鎮痛薬
　術後1日目までは強力な鎮痛薬が投与されます．

⑤点滴
　止血薬や抗菌薬を流します．

⑥胃管
　嘔気予防のために挿入します．術後1日目くらいで抜去します．

⑦膀胱留置カテーテル
　術後1日目には，抜去します．

⑧SpO₂モニターとバイタルサイン

⑨弾性ストッキングと間欠的空気圧迫装置

> 術後数時間以内は，甲状腺クリーゼの症状（①高熱，②発汗，③頻脈，④興奮状態，⑤意識障害）が出ないか観察します．

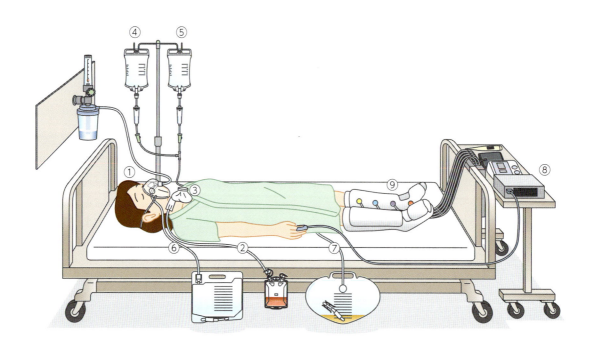

図8 頸部の創とドレーンの管理

術創部周辺の皮下に留置されたドレーンからの排液は簡易式低圧持続吸引器に排出されます。ドレーンが留置されているあいだはバイタルサインの測定のつど、量や性状を確認し、適宜吸引器から排液させます。

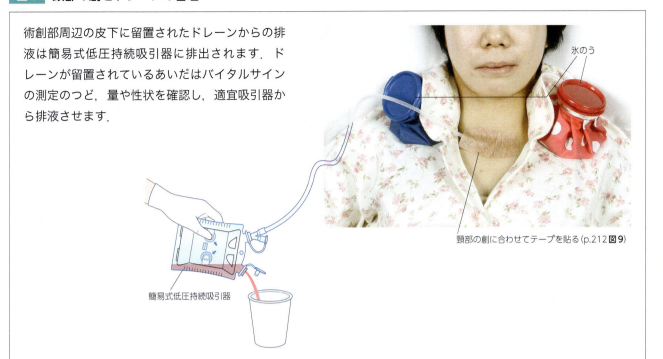

氷のう

頸部の創に合わせてテープを貼る（p.212 図9）

簡易式低圧持続吸引器

テタニー

甲状腺の側葉のうしろ側には、約40mgの小さい副甲状腺（上皮小体）が上下に2個ずつ、左右合わせて4個存在しています（右図）。副甲状腺は、血中のカルシウム、マグネシウム、リン酸の濃度を調整しています。

手術によって副甲状腺の機能低下や消失が起こらないように、医師は副甲状腺を温存（保存）あるいは移植をしますが、損傷・消失させてしまった場合は、副甲状腺ホルモンが不足するため血清カルシウム低下時に血中のカルシウム濃度を上げられず、神経線維が興奮しやすい状態におちいります。

そうなると、前駆症状として、手や口唇のしびれが現れ、軽度から中等度の影響で手や足の痙攣、重症になると全身痙攣が起こります。そのような病態を"テタニー（tetany、強直、強縮）"といいます。

早い場合、手術当日に症状が出ますが、数日から1週間は注意しておきます。症状の出ないこともあります。血清カルシウム値は、8〜9mg/dLに維持するのが好ましく、前駆症状が出たら、医師が指示したカルシウム薬を静脈注射か内服投与します。薬を投与する場合、その期間は、数週間から数か月間と患者さんにより異なります。カルシウムの吸収をよくする目的でビタミンDが処方される場合もあります。

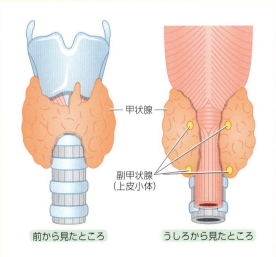

甲状腺

副甲状腺（上皮小体）

前から見たところ　　うしろから見たところ

2 術後の経過

表8に，甲状腺切除術の術後経過例を示します．

表8 甲状腺切除術の術後経過例

術後の問題		術後経過と看護のポイント	
原因	問題	術当日	1日目
手術操作 出血量はほとんどの場合400mL未満で，輸血が必要になることは非常にまれ	**#1 後出血** ・甲状腺の近くには頸動脈，上・下甲状腺動脈が走行している ・手術後6～12時間以内は出血に注意する	バセドウ病　甲状腺腫瘍 ①出血の観察，ドレナージ管理 ②過度な出血に伴う症状の観察，必要時医師への報告 　出血・血腫＝頸部腫脹→気管圧迫・狭窄 　→呼吸困難	
バセドウ病で術前の甲状腺機能のコントロールが不十分な場合 ↓ **手術により甲状腺ホルモンが急激に血中に流入** 甲状腺の中毒症状が増悪した状態になる	**#2 甲状腺クリーゼ** ・通常は術前に抗甲状腺薬や無機ヨウ素薬（ヨウ化カリウム，内服用ルゴール）を投与して甲状腺機能を正常化したうえで手術を行う ・無機ヨウ素薬を投与すると「甲状腺ホルモンの合成・分泌を抑制＋甲状腺の血流を減少」させるので出血を防止し，甲状腺を硬くするので手術しやすくなる．使用して4週間経つと効果がなくなるため術前の短期間だけ投与する	バセドウ病 術後数時間内注意 ①高熱→41℃くらいまでの過高熱に注意 ②発汗→寝衣交換 ③頻脈→150回/分以上の頻脈性不整脈に注意 発生時の処置 ①与薬→ただちに無機ヨウ素薬や副腎皮質ホルモン薬の静注	
過度な甲状腺摘出	**#3 甲状腺機能低下症**	①甲状腺機能低下症状の観察 →体重増加，寒がり，徐脈，精神活動不活発，眠気，皮膚乾燥など（要は甲状腺機能亢進症状の反対）	
手術に伴う副甲状腺（＝上皮小体）の損傷 ↓ **血清カルシウムの低下** 副甲状腺は1腺でも温存すればその機能は保全される 副甲状腺は，副甲状腺ホルモンを分泌し，血清カルシウムを8～9mg/dLに維持する	**#4 テタニー** ・バセドウ病では術当日の夕方，甲状腺腫瘍では術後2～3日後に起こりやすい ・甲状腺を切除するときに，術者が副甲状腺を確認して確実に残すことで，その機能を温存することが可能．ただし甲状腺がんの手術では，左右の下の方にある副甲状腺をそのまま温存することが難しい場合がある．その場合術者は，筋肉の中に副甲状腺を移植する	バセドウ病　甲状腺腫瘍 ①テタニー症状の観察 前駆症状 →口唇や舌のこわばり感や手のしびれ →クボステック徴候：耳の前方を軽く叩くと眼瞼・鼻翼・口などの顔面筋が痙攣	軽症～中等度 →手足の痙攣，助産師手位 →トルソー徴候：血圧時の加圧による前腕の痙攣
反回神経損傷・麻痺 反回神経は，脳から出て首を通り胸まで下がったらまた反対方向にUターンして気管・甲状腺のあいだを通り声帯に至る．このような走行のため反回神経という．太さ約1～2mmの神経で声帯を動かす機能がある ↓ 反回神経を損傷すると ①発声と②嚥下の面で問題が出る	**#5 嗄声** ・手術中に少し引っ張るだけでも反回神経の働き，つまり声帯の動きが一時的に悪くなり声がかすれることがある．がんが神経に硬く密着（浸潤）していると神経を損傷しやすく，嗄声の治癒にかなり時間がかかるが，神経切断しないかぎり元の声に戻る	バセドウ病　甲状腺腫瘍 ①嗄声の観察 ②嗄声発生時経過・対策の説明	
	#6 嚥下障害	バセドウ病　甲状腺腫瘍 禁飲食	食事時の嚥下の確認
手術操作	**#7 創感染・離開**→創の瘢痕	バセドウ病　甲状腺腫瘍 ①創感染予防処置：抗菌薬投与，創消毒，包帯交換，ドレナージ管理	

	2日目	3日目	4日目	5日目	6日目	7日目
	術後看護の目標：術後合併症を予防し，社会復帰できる．					

※甲状腺はのどぼとけの少し下に位置する．蝶が羽を広げたような形状で，すぐうしろの気管（肺につながる空気の通り道）を抱き込むように貼りついている．したがって，万一激しい出血が起こると気管を圧迫してしまう．
③頸部安静・姿勢の指導：頸部の過屈曲・過伸展・回転の防止，術後1日目医師の許可を得て歩行
④止血の援助：冷罨法，止血薬投与

退院指導のポイント

定期受診・検査について
①定期的甲状腺機能検査予定と見通し
　→妊娠希望時の場合は甲状腺ホルモン正常時がよい

④興奮状態
⑤意識障害
　→静粛な環境の調整

②甲状腺の切除部位が小さい
　→**再発**時の症状と対策

②酸素吸入
③冷罨法→氷枕，氷のう

③甲状腺の過多切除
　→甲状腺機能**低下**症状観察と与薬

②必要時甲状腺ホルモン薬の与薬
　→切除範囲が大きい場合は不足するホルモン薬を永続的に経口投与

重症
→四肢〜全身の痙攣

②カルシウム値確認と必要時与薬
　→グルコン酸カルシウム水和物（カルチコール®）静脈注射や乳酸カルシウム水和物などの経口投与

④副甲状腺＝**上皮小体**の損傷・切除
　→**カルシウム**値検査と必要時**カルシウム内服**指導

反回神経損傷がある場合
→**嗄声**や**嚥下**に関する経過予測を医師が説明

→2日間会話制限・非言語的表出方法の工夫＝声帯の安静
→嗄声の原因が圧挫の場合は回復に6か月程度かかる

食事は基本的に制限なし
禁煙→喫煙は疾患の悪化・眼球突出に悪影響

術創部外観の変化への対処
①消毒・包帯交換・**テーピング**方法
　→術後3か月間程度テーピング
②**スカーフ**や衣服で隠すなど
　→バセドウ病は20〜40歳代の女性に多く男性の4〜5倍

→1日目から食事開始　体位は坐位とし，最初の飲水で誤嚥のないことを確認
　流動食はかえって誤嚥しやすいので，はじめから5分粥くらいがよい

※1週間以内は創感染・離開に注意

②テーピング指導：頸部のシワに沿った切開創にテープ貼付

Part❷　術式別・周手術期看護

3 寝衣交換と清拭

術後1日目には，膀胱留置カテーテルが抜け，歩行が許可されますので，浴衣式寝衣から甚平式上下の寝衣（またはパジャマ）に交換します．術後1日目は，できるだけ看護師2人で患者さんの両サイドに立って行います．なるべく点滴をしていない時間帯を選びましょう．術後1日目は，まだ臥床したまま行い，術後2日目からは端坐位で甚平式（パジャマ）での交換が可能な場合が多いですが，患者さんの状況をみて判断します．

●甲状腺切除術後1日目の寝衣交換（浴衣式から甚平式への交換）

《清拭物品》

ワゴン上

①滅菌鑷子
②消毒綿棒
③テープ
④はさみ
⑤膿盆かビニール袋
⑥バスタオル
⑦蒸しタオル
⑧寝衣

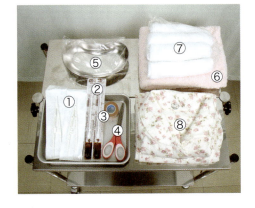

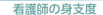
看護師の身支度

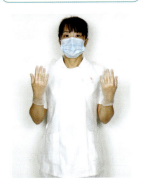

ベッドサイド

パンツ

《手順と留意点》

1）清拭物品と新しい寝衣・下着をベッドサイドのとりやすい位置に準備する．

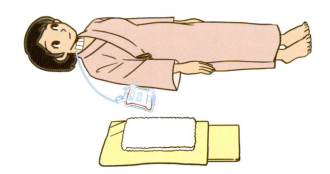

2）古い寝衣の両袖を脱がせ，体の前面（顔→両手→首・胸腹部→下腿→陰部）を拭く．あるいは身ごろを開いて清拭し，そのあと手順4）で側臥位にしたときに袖を脱がせてもよい．

　点滴が入っているときは，自由のきく点滴の入っていない手から袖を脱がせますが，点滴の本数は多くないので，できれば点滴をしていない時間帯に寝衣交換や清拭を行いましょう．

　バスタオルなどで不必要な露出を防ぎながら清拭します．蒸しタオルで拭いたあとは，乾いたタオルで水分をすぐに拭きとります．創部を開く方向に拭かないように気をつけましょう．

　T字帯のひもをはずして，腹部・陰部を拭きます．陰部は専用タオルを使用します．この段階で膀胱留置カテーテルを抜去することもあります．

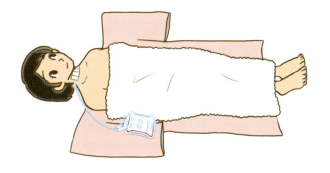

3）看護師側を向く側臥位にする．

　体位を変える際は，首を動かしすぎないように注意し，創部に入っているドレーンや点滴などのラインの屈曲，引っ張り，抜去のないように気をつけます．

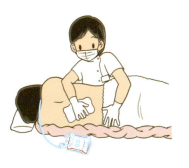

4）背部・殿部を拭く．

　蒸しタオルで清拭したあとは，乾いたタオルかバスタオルですぐに水分を拭きとり，気化熱による寒気を防ぎます．

　殿部は専用タオルを使用します．

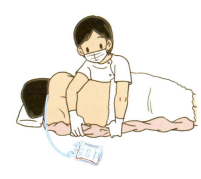

5）汚れた寝衣・T字帯を内巻きに丸めて背部に入れ込む．T字帯はここではずしてもよい．新しい甚平式寝衣の上衣を着せて，背部の下に入れ込む．

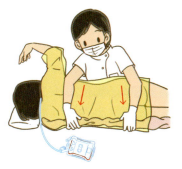

6）仰臥位に戻し，古い浴衣式寝衣とT字帯を引き出し，足元に置き，前身ごろを整える．

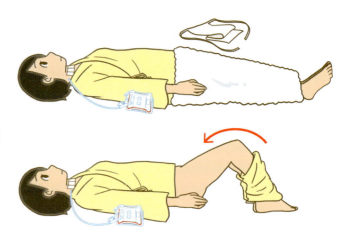

7）膝を立てて腰を上げてもらい，パンツと甚平式寝衣（またはパジャマ）のズボンを履かせる．ズボンは，左右どちらから履かせてもよい．

8）片づける．
　洗濯物（汚れた寝衣，下着）は，ビニール袋などに入れて，家族がわかりやすい場所に置いておきます．病院から借用している寝衣は，院内の規定にしたがって片づけます．

4　退院指導

1）創部の処置

頸部の創の幅が太くならないように，術後3か月程度，テープを首に貼り続けてもらいます．

図9のように少しずつ重ねながら貼ります．

発赤・掻痒感が出たときは，数日はずして様子をみます．

2）創部の過度な伸展・屈曲を避ける

　就寝時は，適度な高さの枕を使用して，頸部の過伸展・過度な屈曲を避けます．美容院での頸部を伸展させた洗髪や，歯科医院での診察時の頸部伸展は，術後1か月以降からとします．

3）頸部の過度な運動を避ける

　左右・前後への頸部の過度な運動を避けます．
　自転車や車の運転は，安全確認の際に頸部を動かすため，術後1か月経つまでは避けます．

4）入浴

　入浴時もしばらくは頸部にテープを貼ったまま入り，入浴後は水分を拭きとるか，貼り替えます．術後2週間程度経過したら，テープをはずして入浴できますが，創部はやさしく洗います．

図9　頸部の創へのテープの貼り方

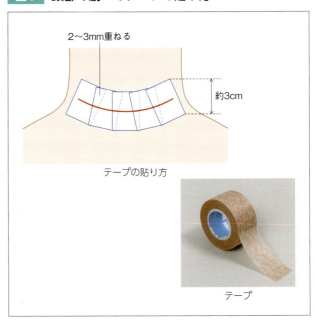

テープの貼り方

テープ

MEMO

● 引用・参考文献

1）安中寛ほか：初心者のためのやさしい麻酔看護の理論と実際：基礎的知識から合併症対策まで．チーム医療，1983．
2）石塚睦子：絵で見てわかる看護計算のやり方．プチナース，25(9)：30～37，2016．
3）石塚睦子監：看護学生クイックノート．照林社，2016．
4）石塚睦子ほか：看護で役立つ 診療に伴う技術と解剖生理．丸善出版，2014．
5）石塚睦子編：看護のあいまい言葉＆よくわからない基準見せます！ プチナース，16(3)：24～25，2007．
6）梶谷鐶監：一般外科術前・術中・術後管理．へるす出版，1983．
7）川島みどり，鈴木篤監：改訂版 外科系実践的看護マニュアル．看護の科学社，2009．
8）北島政樹，江川幸二編：系統看護学講座 別巻 臨床外科看護各論．第9版，医学書院，2017．
9）G J. トートラほか著，桑木共之ほか編訳：トートラ 人体の構造と機能．第4版，丸善出版，2012．
10）グリセリン浣腸に関する検討グループ：グリセリン浣腸Q&A．第14回日本看護技術学会学術集会，2015．
　　http://www.jsnas.jp/system/data/20160427225748_qrxys.pdf（2017年3月8日検索）
11）小泉博義編：外科病棟看護マニュアル．医学教育出版社，1984．
12）酢屋ユリ子：医療施設におけるバイオロジカルクリーンルームの管理．モダンメディア，50(3)：54～61，2004．
13）高岡勇子編：これでナットク！ 胸腔ドレーン管理．エキスパートナース，31(2)：10～52，2015．
14）日本麻酔科学会：WHO 安全な手術のためのガイドライン2009．日本麻酔科学会，2015．
　　http://www.anesth.or.jp/guide/pdf/20150526guideline.pdf（2017年3月8日検索）
15）堤晴彦編：だれでもわかるドレナージ．メヂカルフレンド社，2001．
16）並木昭義，山蔭道明編：図解−体温管理入門．真興交易医書出版部，1998．
17）日本手術医学会：手術医療の実践ガイドライン．2013．
　　http://jaom.kenkyuukai.jp/images/sys%5Cinformation%5C20161124113729-A8B7EAA930D912551E09EF56851F66DCB1D13D661B15773560320F3F2FED663C.pdf（2017年3月8日検索）
18）日本医療福祉設備協会規格・指針委員会編：病院設備設計ガイドライン（空調設備編）HEAS-02-2013．日本医療福祉設備協会，2013．
19）矢永勝彦，高橋則子編：系統看護学講座 別巻 臨床外科看護総論．第11版，医学書院，2017．
20）山口大学大学院医学系研究科 麻酔・蘇生学講座：麻酔科蘇生科マニュアル．
　　http://ds.cc.yamaguchi-u.ac.jp/~anethy-u/education/main.html（2017年3月8日検索）
21）永井秀雄，中村美鈴編：臨床に活かせる ドレーン＆チューブ管理マニュアル．学研メディカル秀潤社，2011．
22）石松伸一監，大谷典生編：ビジュアルプラクティス 気管挿管．学研メディカル秀潤社，2013．
23）石松伸一監，宮道亮輔編：ビジュアルプラクティス ライン管理 中心静脈・動脈穿刺．学研メディカル秀潤社，2014．

24) 一柳邦男：目でみる手術室看護の基本 患者を事故から守るために．医学書院，1983．

25) 石塚睦子：周手術期看護のポイントと根拠．ナーシング・キャンバス，3(12)：10〜43，2015．

26) 近藤泰児監：見てできる臨床ケア図鑑 呼吸器ビジュアルナーシング．学研メディカル秀潤社，2016．

27) 真船健一編：見てできる臨床ケア図鑑 消化器ビジュアルナーシング．学研メディカル秀潤社，2014．

28) 坂本すが，井手尾千代美監：完全版 ビジュアル臨床看護技術ガイド．照林社，2015．

29) 中島恵美子編：ナーシング・グラフィカ 成人看護学④周術期看護．メディカ出版，2017．

30) 小野哲章，酒井順哉監：電気メスQ&A「より安全にお使い頂くために」．日本メディカルネクスト．

http://www.j-mednext.co.jp/library/knife_faq_safe_ans.html（2017年3月8日検索）

31) MERA：手術室・病室関連製品．

http://www.mera.co.jp/a03_3.html#003（2017年3月8日検索）

32) 日本メディカルネクスト：コンメド ディスポーザブル 対極板添付文書．

http://www.info.pmda.go.jp/ygo/pack/290348/15900BZY00999000_C_06_01（2017年3月8日検索）

33) ボストン・サイエンティフィック ジャパン：BSC ディスポーザブル対極板添付文書．

https://www.bostonscientific.com/content/dam/bostonscientific-jp/all-specialty/pi/RF3000_dfu_02.pdf#search=%27%E5%AF%BE%E6%A5%B5%E6%9D%BF+%E6%B3%A8%E6%84%8F%27（2017年3月8日検索）

索 引

欧文

5R	82
%VC	8
%肺活量	8, 11, 152
Alb	8
ALT	8
AST	8
BMI	8, 13, 153
BS	8
BUN	9
clapping	154
Cr	9
CRP	9
cupping	154
C反応性タンパク	9
EDD	99
EOG滅菌器	117
ETCO$_2$	94
FEV$_{1.0}$%	8, 11
GA	8
GLU	8
GOT	8
GPT	8
Hb	8
HbA1c	8
HEPAフィルター	115
huffing	42
kgf/cm^2	72
Mpa	72
MRSA	14, 32
NASA規格	116
PaO$_2$	151
PLT	8
premedication	75
RBC	8
SpO$_2$	94, 140, 151
SpO$_2$モニター	141
squeezing	42
surgical pause	93
tapping	154
tetany	207
TP	8
T字帯	45
VC	11
VF	92
VT	92
WBC	9
X線造影検査	186

あ

悪性高熱症	12, 101
悪性貧血	188
アクリノール	190
アシスト法	133
アタラックス®-P	56, 95
圧縮空気	122
圧力計	70, 71, 72
アドナ®	141
アトロピン硫酸塩®	56, 95
アトロピン硫酸塩水和物	56, 95
アナペイン®	139
アルチバ®	96
アルブミン	8, 153
安全な手術に必要な10の目標	75

い

胃	183, 187
胃管	86, 147
意識	137
意識レベル	108
移乗	111
胃切除術	183
──後のドレーン	138
移送（病棟から手術部へ）	56
移送（手術部から病棟へ）	112
イソジン®	108, 110
一時吸引	84, 145
──器	61
一秒率	8, 11, 152
イレウス	149, 187
陰圧式固定器具	79

インシュロック®タイ	180
咽頭	30

う

ウィンスロー孔ドレーン	26, 185
ウォーターシール	176
ウォーターレス法	125
右横隔膜下ドレーン	26
右傍結腸溝ドレーン	26

え

エアリーク	153, 164, 167, 174, 176
衛生学的手洗い	125, 126
エスラックス®	10, 110
エチレンオキサイドガス滅菌器	117
嚥下困難	164
嚥下障害	208

お

横隔膜	33, 35
嘔気・嘔吐	147
オートクレーブ	117
オープン法	130, 132
オリエンテーション	18

か

ガーゼ	85
──カウント	109
加圧バッグ	81, 100
開胸術後ベッド	66
咳嗽	41
回復室	111
外腹斜筋	33
開腹術後ベッド	67
潰瘍治療薬	141
外肋間筋	33, 35
ガウンテクニック	128
覚醒	110, 137, 148

角膜保護テープ……………108, 110
過酸化水素低温プラズマ滅菌器
　　……………………………… 117
加湿……………… 63, 70, 71, 140
ガス交換障害………………… 152
ガストログラフイン®………… 186
家族への説明………………… 24
カッピング…………………… 154
下部消化管…………………… 51
カプノメーター……………… 94
体の起こし方………………… 45
カルシウム…………………… 207
カルバゾクロムスルホン酸ナト
　リウム水和物……………… 141
簡易式オートクレーブ……… 117
簡易式低圧持続吸引器……… 207
肝機能………………………… 12
間欠的空気圧迫装置… 86, 106, 146
患者確認……………………… 89
感染…………………………… 152
含嗽……………………… 31, 41
浣腸……………………… 50, 52, 54
　――の禁忌………………… 51
感冒…………………………… 30

き

器械台………………………… 88
気管支………………………… 98
気管支瘻………… 153, 164, 176
気管挿管……………………… 96
　――チューブ………… 83, 97
　――の必要物品…………… 83
気管分岐部…………………… 98
気胸…………………… 153, 164
帰室直後……………………… 136
義歯の洗浄…………………… 31
キシロカイン®……………… 97
喫煙…………………… 38, 155
気道確保……………………… 140
気腹…………………………… 197

逆流性食道炎………… 187, 188
キャップ……………………… 125
吸引(術中)………… 84, 111, 122
吸引(術後)…………………… 145
吸引(配管口)………………… 122
吸引圧(胸腔ドレーン)……… 175
吸気…………………………… 35
吸収熱………………………… 139
仰臥位………………………… 105
胸腔…………………………… 35
胸腔ドレーン………………… 161
　――の管理…………165, 174
　――を挿入する目的……… 175
胸腔内圧……………………… 35
胸鎖乳突筋…………………… 33
胸式呼吸……………………… 37
胸帯……………………… 45, 168
胸壁軽打法…………………… 154
記録…………………………… 87
禁飲食………………………… 21
禁煙…………………… 38, 155
筋弛緩薬…………… 10, 95, 110
筋弛緩薬拮抗薬……………… 110

く

空気漏れ……………… 174, 176
空腹時血糖………………… 8, 152
クラッピング………………… 154
グリコアルブミン…………… 8
グリセリン浣腸……………50, 52
クレアチニン………………… 9
クローズド法………… 130, 133
クロルヘキシジングルコン酸塩
　　……………………………… 109

け

軽打法………………………… 154
経皮的動脈血酸素飽和度… 140, 151
頸部の創……………………… 212
血圧…………………………… 8

血圧計…………………… 80, 92
血小板…………………………8, 12
血清アルブミン……………… 8, 153
血清カルシウム……………… 207
血清クレアチニン…………… 9
血清総タンパク……………… 8, 153
血清尿素窒素………………… 9
結束工具……………………… 180
結束バンド…………………… 180
血糖値………………………… 8
肩甲挙筋……………………… 33

こ

高圧浣腸……………………… 54
高圧蒸気滅菌器……………… 117
口渇……………… 63, 140, 145, 155
高カロリー輸液……………… 25
口腔…………………………… 30
　――ケア…………………… 31
後出血………………………… 148
甲状腺………………………… 203
　――クリーゼ…… 204, 206, 208
甲状腺切除術………………… 203
　――後のドレーン………… 138
　――後ベッド……………… 68
拘束性換気障害………… 152, 153
喉頭鏡………………………… 83, 96
喉頭展開……………………… 96
広背筋………………………… 33
硬膜外持続チューブ……… 21, 139
　――の挿入………………… 91
　――挿入中の寝衣交換… 166, 191
肛門管………………………… 50
誤嚥性肺炎………… 152, 153, 164
ゴーグル……………………… 125
呼気…………………………… 35
呼気CO_2検知器 …………… 99
呼気終末二酸化炭素分圧…… 94
呼吸器合併症… 34, 148, 151, 152, 162, 164

呼吸筋……………………… 33, 154	手指衛生……………………… 29	──（胃切除術）…………… 184
呼吸訓練……………………… 39	手術室内の空気の清浄度……… 116	──（腹腔鏡下胆囊摘出術）… 197
呼吸数……………………… 151	手術室内の空調……………… 115	──（甲状腺切除術）………… 205
呼吸性移動………… 165, 174, 176	手術室床面の清掃…………… 119	術野の消毒…………………… 108
コメガーゼ………………… 190	手術承諾書…………………… 46	小胃症状……………………… 188
	手術前手洗い………………… 125	笑気…………………………… 122
さ	手術台………………………… 92	上気道………………………… 30
サージカルクリッパー………… 48	出血……………………… 148, 162	上気道感染……………… 152, 153
サードスペース……………… 142	出血性ショック……………… 153	小胸筋………………………… 33
砕石位………………………… 106	出血量測定…………………… 85	小児の麻酔…………………… 95
臍部処置……………………… 50	術後イレウス………………… 187	小児用点滴セット…………… 142
左横隔膜下ドレーン……… 26, 185	術後経過例（肺切除術）……… 162	上皮小体……………………… 207
嗄声……………… 153, 164, 208	術後経過例（胃切除術）……… 186	情報収集………………………… 8
擦式手指消毒薬……………… 29	術後経過例（腹腔鏡下胆囊摘出術）	静脈血栓……………………… 146
擦式消毒法……………… 125, 127	……………………………… 199	静脈の圧……………………… 100
左傍結腸溝ドレーン…………… 26	術後経過例（甲状腺切除術）…… 208	静脈麻酔薬…………………… 95
酸素………………………… 122	術後せん妄…………………… 148	静脈ライン確保……………… 93
酸素吸入…25, 140, 151, 161, 164	術後の必要物品……………… 60	静脈留置針…………………… 58
酸素残量の計算……………… 72	術後ベッド……………… 62, 64	照明…………………………… 119
酸素ボンベ…………………… 69	──（開胸術後）…………… 66	上腕神経麻痺………………… 105
酸素ボンベの使用可能分数の計算	──（開腹術後）…………… 67	褥瘡好発部位………………… 105
……………………………… 74	──（甲状腺切除術後）…… 68	食道挿管……………………… 98
酸素マスク……………… 25, 151	術前日………………………… 47	──検知器………………… 99
	──（肺切除術）…………… 158	除細動器……………………… 84
し	──（胃切除術）…………… 184	ショック………… 9, 139, 142, 148
シーツ………………………… 64	──（腹腔鏡下胆囊摘出術）… 196	除毛…………………………… 48
シーリングコラム…………… 121	──（甲状腺切除術）………… 205	──（肺切除術）…………… 158
止血薬………………………… 141	術前の休止…………………… 93	──（胃切除術）…………… 184
室温…………………………… 78	術前の説明……………… 16, 17	──（腹腔鏡下胆囊摘出術）… 196
湿度…………………………… 78	術前訪問……………………… 89	──（甲状腺切除術）………… 197
自動血圧計……………… 80, 92	術中記録……………………… 87	寝衣…………………………… 137
シバリング…………………… 111	術中経過例（肺切除術）……… 160	寝衣交換（肺切除術）…… 166, 170
シャウカステン……………… 87	術中体位……………………… 104	寝衣交換（胃切除術）………… 191
斜角筋………………………… 33	術中の状況…………………… 90	寝衣交換（腹腔鏡下胆囊摘出術） 201
シューズカバー……………… 125	術直後（肺切除術）…………… 161	寝衣交換（甲状腺切除術）…… 210
十二指腸………… 183, 187, 195	術直後（胃切除術）…………… 185	腎機能………………………… 13
重量キログラムパー平方センチ	術直後（腹腔鏡下胆囊摘出術）… 198	深呼吸……… 26, 33, 36, 154, 164
メートル………………… 72	術直後（甲状腺切除術）……… 206	心室細動……………………… 92
重量法………………………… 85	術当日………………………… 47	心室性頻脈…………………… 92
主治医の説明………………… 16	──（肺切除術）…………… 159	心電図電極……………… 80, 92

深部静脈血栓症……………146, 148

す
水封………………………174, 176
水分出納バランス………………143
スーフル®……………………39, 40
スガマデクスナトリウム………110
スキンステープラー……………110
スクイージング……………………42
スクラブ法………………………125
スタイレット………………………97
ステラッド®……………………117
スワブ法…………………………125

せ
清潔区域…………………………115
清拭(肺切除術)……………166, 170
清拭(胃切除術)…………………191
清拭(腹腔鏡下胆嚢摘出術)……201
清拭(甲状腺切除術)……………210
清拭法……………………………125
成人用点滴セット………………142
声帯浮腫…………………………164
声門…………………………………96
赤血球………………………………8
截石位……………………………106
切石位……………………………106
セボフルラン……………………10, 99
セボフレン®……………………10, 99
セミファウラー位………………140
前鋸筋………………………………33
全身麻酔………75, 148, 150, 153
喘息………………………………152
洗腸…………………………………54
疝痛………………………………195
前投薬…………………………75, 95

そ
創感染……………………………149
早期離床………………………45, 154
創治癒遅延…………………………8
挿入ケアガーゼ…………………190
創の消毒(肺切除術)……………167
創の消毒(胃切除術)……………189
創の消毒(腹腔鏡下胆嚢摘出術)
　　　　　　　　　　　　　……200
創部………………………………137
創部を押さえた咳嗽………………41
僧帽筋………………………………33
側臥位……………………………105
速乾式擦式手指消毒薬……………29
袖通し……………………………137

た
体位……………………104, 140, 154
体位固定具…………………………79
体温…………………………………8
体温調節装置………………79, 104
体格指数……………………………8
対極板…………………………107, 110
第三間隙…………………………142
代謝水……………………………143
大腸…………………………………50
体内遺残……………………85, 109
タイムアウト………………………93
タイメイト®……………………180
ダグラス窩ドレーン………………26
脱水……………………140, 145, 155
タッピング………………………154
胆汁…………………………195, 198
胆石………………………………195
　——の原因……………………200
ダントリウム®………………12, 101
ダントロレンナトリウム水和物
　　　　　　　　　　　　　……12, 101
胆嚢…………………………195, 198
痰の喀出………………………41, 145
痰の吸引……………………………84
ダンピング症候群………187, 188

ち
力綱…………………………………45
窒素………………………………122
着衣介助…………………………137
中央材料室(中材)………………116
中央配管……………………69, 121, 122
腸管麻痺…………………………149
腸蠕動音…………………………137
腸閉塞……………………………149, 187
鎮咳去痰薬………………………155
鎮痛薬…………96, 110, 139, 150

つ
通信設備…………………………120
ツーステージ法……………125, 126

て
手洗い…………………………29, 125, 126
手洗い場…………………………116
低圧持続吸引器…………………174
低温熱傷……………………………63
低酸素血症……………94, 152, 164
停電対策…………………………121
ディプリバン®………………10, 95
剃毛…………………………………48
滴下数……………………………142
テタニー……………………207, 208
電気メス……………………84, 107
点滴…………………………………25
　——(術前)………………………58
　——(術中)…………………82, 93
　——(術当日)…………………141
　——セット……………………142

と
疼痛………………………………148, 150
　——(肺切除術)……………162, 164
動脈血酸素分圧…………………151
動脈血酸素飽和度…………………94
動脈の圧…………………………100

動脈ライン……………………… 81
動脈ライン確保………………… 100
トライボール®…………………… 39
トラキマスク……………………… 25
トラネキサム酸………………… 141
トランサミン®…………………… 141
ドレーン………………… 26, 138
　——カート……………………… 179
　——挿入部（肺切除術）……… 168
　——挿入部（胸腔ドレーン）… 180
　——挿入部（胃切除術）……… 190
　——抜去（胸腔ドレーン）
　　　　　　　　　　 180, 181

な

ナースコール…………………… 147
内腹斜筋………………………… 33
内肋間筋…………………… 33, 35

に

ニトロール®…………………… 107
乳び胸…………………… 153, 164
尿……………………………… 9, 143
尿素窒素………………………… 9
尿道の長さ……………………… 102
尿比重………………………… 9, 144
尿量……………………………… 142
尿路感染……………………… 43, 150

の

膿胸……………………… 153, 164

は

肺……………………………… 158
排液の性状（胸腔ドレーン）
　　　　　　　　　　 174, 175
排液バッグの交換（胸腔ドレーン）
　　　　　　　　　　 177
排液量（胸腔ドレーン）……… 176
肺炎………… 149, 152, 153, 164

肺活量…………………………… 11
配管口………………… 69, 121, 122
肺血栓症……………… 146, 148
肺水腫…………………… 153, 164
肺切除術……………………… 157
　——後のドレーン…………… 138
肺塞栓………………………… 164
排痰援助……………………… 154
バイトブロック…………… 83, 98
排尿バッグ…………………… 144
ハイポアルコール……… 87, 110
肺瘻…………………… 164, 176
バセドウ性昏睡……………… 204
バセドウ病…………… 203, 204
白血球……………………… 9, 15
ハッチウェイ………………… 112
発熱………………… 148, 149
ハフィング…………………… 42
歯磨き………………………… 31
バルーン（膀胱留置カテーテル）
　　　　　　　　　　 102
パルスオキシメーター……… 140
反回神経損傷………………… 208
反回神経麻痺……… 153, 164, 208
搬出経路……………………… 118
搬入経路……………………… 118

ひ

皮下気腫……………… 164, 167
引き継ぎ（外回り看護師から
　病棟看護師）………………… 112
引き継ぎ（病棟看護師から
　外回り看護師）……………… 57
非機能的細胞外液…………… 142
鼻腔…………………………… 32
鼻腔カニューレ………… 25, 151
鼻腔用軟膏…………………… 32
非常用電源コンセント……… 121
BISモニター……………… 95, 108
ビソルボン®………………… 155

ビタミンB_{12}……………… 183, 188
必要物品……………………… 19
ヒドロキシジン塩酸塩……… 56, 95
ヒビテン®…………………… 109
貧血…………………………… 12

ふ

フェンタニル®………………… 96, 139
フェンタニルクエン酸塩…… 96, 139
不感蒸泄……………………… 143
腹横筋………………………… 33
腹臥位………………………… 106
腹腔鏡………………………… 197
腹腔鏡下胆嚢摘出術………… 195
副交感神経抑制薬…………… 95
副甲状腺……………………… 207
腹式呼吸……………………… 37
腹帯…………………………… 45
腹直筋………………………… 33
不整脈………………………… 92
二又アウトレット…………… 140
ブプレノルフィン塩酸塩…… 139
ブリディオン®……………… 110
ブリンクマン指数……… 8, 10, 152
フロート式流量計…………… 70
プロテクター………………… 109
プロポフォール…………… 10, 95
ブロムヘキシン塩酸塩……… 155
分割食………………… 186, 187
吻合部狭窄…………………… 188
吻合部通過障害……………… 188

へ

閉創…………………………… 110
閉塞性換気障害……………… 152
ベッド…………………… 62, 64
　——（開胸術後）…………… 66
　——（開腹術後）…………… 67
　——（甲状腺切除術後）…… 68
　——への移乗……………… 111

ヘモグロビン……………… 8, 109
ベンチュリーマスク……… 25, 151
便尿器……………………… 43

ほ

縫合………………………… 110
縫合不全…………………… 149
膀胱留置カテーテル… 43, 80, 100, 101, 144, 150
包帯交換(肺切除術)……………… 166
包帯交換(胃切除術)……………… 189
包帯交換(腹腔鏡下胆嚢摘出術)
　……………………………… 200
保温(術中)…………… 78, 111
保温(術後)………………… 139
保温庫……………………… 87
ポビドンヨード…………… 108, 110
ボルダイン®……………… 39, 40
ホルマリンガス滅菌器……… 117
保冷庫……………………… 87
ボンベの色………………… 122

ま

マイルズ法………………… 43
マジック・ベッド………… 79
麻酔…… 17, 94, 95, 99, 148, 153
麻酔科医の説明…………… 17
麻酔ガス排除装置………… 121
麻酔器……………………… 99
麻酔薬……………………… 10
麻酔用酸素マスク………… 94
マスク……………………… 125
マンシェット……………… 80, 92

み

ミオグロビン尿…………… 101
身支度……………………… 124
脈拍………………………… 8
ミルキング………………… 176

む

無影灯……………………… 80, 119
無気肺……… 148, 152, 153, 164
無停電電源………………… 121

め

メイヨー台………………… 88
メガパスカル……………… 72
メチシリン耐性黄色ブドウ球菌… 32
滅菌器……………………… 117
滅菌手袋…………………… 130
メラ サキューム®………… 174
メルゼブルグの3徴……… 204
面会………………………… 147, 155
メンポーガーゼ…………… 190

も

もみ洗い法………………… 125, 126
モリソン窩ドレーン……… 26

ゆ

幽門………………………… 183, 187
輸液の目的………………… 93
輸血………………… 46, 109, 148
ユニフォーム……………… 124

よ

抑制………………………… 92
余剰麻酔ガス排除装置……… 121
与薬ミスを起こさないための5R
　……………………………… 82

ら

ラクツロース……………… 14
ラビング法………………… 125

り

リカバリールーム………… 111
リドカイン………………… 97
リバース…………………… 75, 110

流量計……………………… 70
菱形筋……………………… 33

れ

レペタン®………………… 139
レミフェンタニル塩酸塩………… 96

ろ

ロクロニウム臭化物……… 10, 110
ロピバカイン塩酸塩水和物…… 139

MEMO

MEMO

よくわかる 周手術期看護

2017年4月5日　初　版　第1刷発行
2020年1月15日　初　版　第5刷発行

編　　著	石塚　睦子（いしづか　むつこ）	
発 行 人	影山　博之	
編 集 人	小袋　朋子	
発 行 所	株式会社 学研メディカル秀潤社	
	〒141-8414　東京都品川区西五反田2-11-8	
発 売 元	株式会社 学研プラス	
	〒141-8415　東京都品川区西五反田2-11-8	
印刷・製本所	凸版印刷株式会社	

この本に関する各種お問い合わせ先
【電話の場合】
● 編集内容については Tel 03-6431-1231（編集部）
● 在庫については Tel 03-6431-1234（営業部）
● 不良品（落丁，乱丁）については Tel 0570-000577
　学研業務センター
　〒354-0045 埼玉県入間郡三芳町上富279-1
● 上記以外のお問い合わせは Tel 03-6431-1002（学研お客様センター）
【文書の場合】
● 〒141-8418　東京都品川区西五反田2-11-8
　学研お客様センター
　『よくわかる周手術期看護』係

©M. Ishizuka 2017.　Printed in Japan
● ショメイ：ヨクワカル シュウシュジュツキカンゴ
本書の無断転載，複製，頒布，公衆送信，翻訳，翻案等を禁じます．
本書を代行業者等の第三者に依頼してスキャンやデジタル化することは，たとえ個人や家庭内の利用であっても，著作権法上，認められておりません．
本書に掲載する著作物の複製権・翻訳権・上映権・譲渡権・公衆送信権（送信可能化権を含む）は株式会社学研メディカル秀潤社が管理します．

JCOPY〈出版者著作権管理機構委託出版物〉
本書の無断複写は著作権法上での例外を除き禁じられています．複写される場合は，そのつど事前に，出版者著作権管理機構（電話 03-5244-5088，FAX 03-5244-5089，e-mail：info@jcopy.or.jp）の許可を得てください．

　本書に記載されている内容は，出版時の最新情報に基づくとともに，臨床例をもとに正確かつ普遍化すべく，著者，編者，監修者，編集委員ならびに出版社それぞれが最善の努力をしております．しかし，本書の記載内容によりトラブルや損害，不測の事故等が生じた場合，著者，編者，監修者，編集委員ならびに出版社は，その責を負いかねます．
　また，本書に記載されている医薬品や機器等の使用にあたっては，常に最新の各々の添付文書や取り扱い説明書を参照のうえ，適応や使用方法等をご確認ください．

株式会社 学研メディカル秀潤社